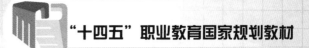

"十四五"职业教育国家规划教材

静脉输液 药物调配

JINGMAI SHUYE YAOWU TIAOPEI

刘远嵘　主编　　　刘　莲　副主编

杜雅薇　主审

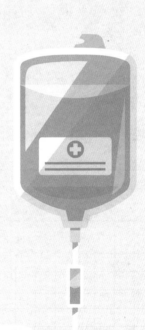

化学工业出版社

·北京·

内 容 简 介

《静脉输液药物调配》是高等职业教育规划教材，本书结合高职高专教育教学理念，旨在培养药学专业学生静脉用药调配中心岗位的综合职业素养与操作技能，是以任务为导向的富媒体项目化活页式教材。

本书根据静脉用药调配中心的岗位工作实际设计，采用项目教学法、任务引领的方式而编写，共包括六个项目，下设 10 个工作任务，主要介绍普通药物、抗感染药物、危害药品及全肠外营养液的调配规程及技能要求，系统阐述静脉用药调配岗位需要掌握的理论知识与操作技能。活页式装订使理论及实践教学内容的选取更为灵活，可适应学生理论学习、实践操作、实训考核等不同学习方式的要求。

本教材可供医药卫生高等职业院校药学专业及相关专业教学使用，也可作为医院静脉用药调配中心的员工培训教材。

图书在版编目（CIP）数据

静脉输液药物调配/刘远嵘主编. —北京：化学工业
出版社，2021.2（2023.11 重印）
高等职业教育规划教材
ISBN 978-7-122-38257-3

Ⅰ.①静… Ⅱ.①刘… Ⅲ.①静脉注射-注射剂-
高等职业教育-教材 Ⅳ.①R944.1

中国版本图书馆CIP数据核字（2020）第259619号

责任编辑：旷英姿 王 芳 　　　　　　　　装帧设计：王晓宇
责任校对：王 静

出版发行：化学工业出版社（北京市东城区青年湖南街 13 号 邮政编码 100011）
印 装：中煤（北京）印务有限公司
787mm×1092mm 1/16 印张 10½ 字数 216 千字 2023 年 11 月北京第 1 版第 3 次印刷

购书咨询：010-64518888 售后服务：010-64518899
网 址：http://www.cip.com.cn
凡购买本书，如有缺损质量问题，本社销售中心负责调换。

定 价：46.00元

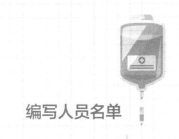

主　　编　　刘远嵘

副 主 编　　刘　莲

编写人员　　（按姓名笔画排序）

　　　　　　刘　莲（北京卫生职业学院）

　　　　　　刘远嵘（北京卫生职业学院）

　　　　　　李飞飞（南京医科大学康达学院）

　　　　　　李巧芳（北京卫生职业学院）

　　　　　　肖　宁（北京卫生职业学院）

　　　　　　张嘉珊（北京卫生职业学院）

　　　　　　俞迪佳（苏州卫生职业技术学院）

　　　　　　崔娟娟（山东医学高等专科学校）

主　　审　　杜雅薇（北京大学第三医院）

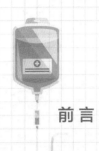

前言

　　2010 年 4 月，卫生部颁布了《静脉用药集中调配质量管理规范》。随着规范的执行，越来越多的医院建立了静脉用药集中调配中心（pharmacy intravenous admixture services，PIVAS），以下称静脉用药调配中心，至今全国已建立上千家。与此同时，PIVAS 渐渐成为药学学生实习就业的重要岗位。

　　本教材的编写，是适应新形势下医院药学静脉用药调配中心发展的需要，以药学类专业人才培养目标为依据，以静脉药物调配中心岗位需求为导向，以技能培养为核心，以职业能力培养为根本，体现高职高专教育特色。

　　教材内容是在经过广泛调研和充分论证的基础上，在北京大学第三医院、首都医科大学附属北京天坛医院、北京医院等静脉用药调配中心的专家指导下，根据岗位工作的实际编写而成。项目设计实操性强，理论与实际结合紧密，使学生对本门课程的学习能更好地学以致用。

　　本教材是根据静脉输液药物调配工作情景设置教学内容，内容的选取以对药师的知识、技能要求为立足点，按项目化教学、任务引领的方式编写。全书共包括六个项目：静脉输液药物调配基础、普通药物的调配、抗感染药物的调配、危害药品的调配、全肠外营养液的调配、静脉输液药物调配综合实训与考核。项目一以理论为主，主要介绍静脉用药安全和 PIVAS 的认知，项目二至项目五以实操为主，每个项目下设有两个任务，每个项目包括任务资讯、工作任务、任务分析、任务计划、任务实施、任务评价几个部分。其中任务资讯主要阐述与本任务相关的理论知识；工作任务及分析、计划、实施、评价是以调配具体药物注射液成品输液的输液单为引领，以工作流程为主线，以真实的岗位工作情境来展现静脉输液药物的调配过程。教材编写将操作内容与相关知识点贯穿一起，体现"理实"一体。项目六为综合实训与考核，充分利用教学实训模拟软件和实训基地，采用上机模拟考核与实训操作考核相结合的形式，综合对学生技能进行评价。

为响应《职业院校教材管理办法》的要求，本教材采用活页式装订，它能更好地满足以实践项目、工作任务为载体组织教学单元的需要，教学中理论及实践教学内容的选取也更为灵活，可适应学生理论学习、实践操作、实训考核等不同学习方式的要求。本教材同时配套相应信息化教学资源，如丰富的教学图像、微课视频、动画等各种多媒体资源，以二维码的方式植入教材，学生可随时扫描二维码进行反复学习，增加了教学的直观性与便利性。

本教材由刘远嵘担任主编，刘莲任副主编。参与编写的具体分工为：刘远嵘、俞迪佳编写项目一；刘莲、肖宁、李巧芳编写项目二、项目三、项目四；张嘉珊、李飞飞编写项目五；张嘉珊、崔娟娟编写项目六。杜雅薇负责主审。

本教材第3次印刷有机融入了党的二十大精神，落实立德树人的根本任务，培养学生敬业、精益、专注、创新的工匠精神。

本教材可供医药卫生高等职业院校药学专业及相关专业教学使用，也可作为医院静脉用药调配中心的员工培训教材。

由于编者水平有限，书中不妥之处在所难免，请各位读者批评指正！

编者

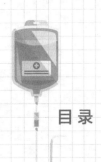

目 录

项目一　静脉输液药物调配基础

知识目标

　　1. 掌握静脉用药调配的常用术语、工作内容与工作流程。
　　2. 熟悉输液的分类与常用的药物溶媒、影响静脉药物调配稳定性的因素。
　　3. 了解建立静脉用药调配中心的意义和相关工作制度。

技能目标

　　1. 通过本项目的学习，使学生初步了解无菌操作技术。
　　2. 使学生学会进出静脉用药调配中心的更衣程序。

情感目标

　　1. 使学生理解岗位对工作素质的要求和约束，逐步养成一定的科学素养和职业道德。
　　2. 培养学生工作中专心细致的"工匠"精神。

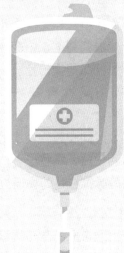

任务1　认知静脉输液

【任务资讯】

一、相关概念

1. 静脉用药物

通过注射方式注入人体的药物剂型，称为药物注射剂，其中通过静脉推注或静脉滴注方式给予的药物称为静脉用药物，一般可分为粉针剂和水针剂两类。如图 1-1。

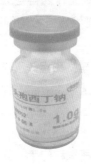
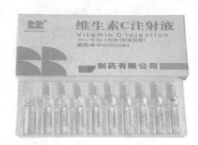

图 1-1　粉针剂和水针剂

2. 静脉药物治疗

将有治疗和营养支持作用的药物，如电解质液、抗菌药物、危害药品、血液、血液制品、代血浆制剂、中药注射剂、营养物质等通过静脉注射或静脉滴注的方式给予机体，称为静脉药物治疗。它使疾病得以治疗，达到缓解、好转或痊愈，是临床药物治疗的重要方式之一。

静脉药物治疗按照给药途径分为静脉滴注和静脉推注两种主要方式，两种方式在药物的起效时间和药物作用的持续时间上有区别，可根据患者疾病的治疗需要进行选择。静脉滴注时，常将一种或数种药物溶解稀释于适当体积的溶媒（溶剂的旧称）中给予；而静脉推注是药物通过注射器给予。

3. 输液治疗

临床上通常把静脉药物滴注的治疗方法称为输液治疗。输液是指供静脉滴注用的大体积注射液（除另有规定外，一般不小于 50mL），包括电解质类输液、酸碱平衡类输液、营养类输液、血容量扩张剂类输液、治疗型小输液等。

输液治疗经过几百年的发展，无论是调整机体水电解质平衡、补充体液，还是作为给药载体或是维持补充营养、用于诊断治疗等，都为提高临床治疗水平发挥了重要作用。

二、输液的分类与常用的药物溶媒

大容量输液是指容积超过 50mL、经静脉滴注输入体内的最终灭菌注射剂，在临床上主要用于调整体内水和电解质以及酸碱平衡，提供人体必需的碳水化合物、脂肪、氨基酸以及维生素等营养成分，维持循环血容量以及降低颅内压等；大容量输液同时也是静脉药物治疗的载体，供加入各种药物进行静脉输液治疗。

我国大容量输液产品已从一般的基础型输液发展到肠外营养液、血浆代用品、肾科产品、各种类型的输液产品（包括即配型）、冲洗液 5 大类。大容量输液根据包装材料不同，通常可分为 3 大类，即玻璃瓶、塑料瓶和塑料软袋产品（如图 1-2）。我国近年来塑料瓶和软袋产品的应用日益广泛。

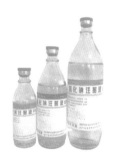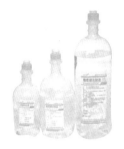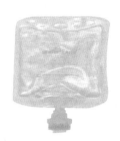

图 1-2　大容量输液包装材料

从左到右顺序为：玻璃瓶输液、塑料瓶输液和塑料软袋输液

（一）输液的分类

1. 电解质类输液

钠和氯是机体最重要的电解质，主要存在于细胞外液，对维持正常的血液及细胞外液的容量和渗透压起着非常重要的作用。钠的正常血清浓度为 135 ～ 145mmol/L，占血浆阳离子的 92%，总渗透压的 90%，故血浆钠量对渗透压起着决定性作用；氯的正常血清浓度为 98 ～ 106mmol/L。

电解质输液在临床上主要用于纠正患者体内水和电解质代谢紊乱，维持体液渗透压和恢复人体的正常生理功能。近年来电解质输液已从单一电解质逐步过渡到复方电解质，进一步发展为乳酸林格氏液或各种浓度的含糖复方电解质输液，为临床应用提供方便。

2. 酸碱平衡类输液

此类输液临床上主要用于纠正体液的酸碱平衡。碳酸氢钠是纠正代谢性酸中毒最适宜的输液，本品使血浆内 HCO_3^- 浓度升高，中和 H^+，从而纠正酸中毒；碱化尿液，使尿酸、磺胺类药物与血红蛋白等不易在尿中形成结晶或聚集。本品作用迅速，疗效确切，可配成五种不同浓度，1.26% 的等渗浓度适用于需要较多补液者，高浓度的适用于急需纠正酸中毒而不宜过多补液者。

3. 营养类输液

营养输液剂可分为糖类、氨基酸、静脉用脂肪乳、复合维生素和微量元素等。复合维生素和微量元素属于小容量注射剂，临用前加入其他营养输液中使用。

（1）糖类输液　此类输液主要补充人体水分和热量。葡萄糖是人体主要的热量来源之一，每1g葡萄糖可产生4kcal（16.7kJ）热能，故被用来补充热量，治疗低血糖症。当葡萄糖和胰岛素一起静脉滴注，糖原的合成需K^+参与，从而K^+进入细胞内，血钾浓度下降，故被用来治疗高钾血症。高渗葡萄糖注射液快速静脉推注有组织脱水作用，可用作组织脱水剂。另外，葡萄糖是维持和调节腹膜透析液渗透压的主要物质。

（2）氨基酸输液　常用的氨基酸输液根据临床使用，大致分以下几类：营养型氨基酸、肝病用氨基酸、肾病用氨基酸、创伤用氨基酸、癌症用氨基酸、小儿用氨基酸、代血浆用氨基酸。

其中营养型氨基酸输液临床应用范围最广，用量最大。它由8种必需氨基酸、2种半必需氨基酸和多种非必需氨基酸按一定配比组成。为避免氨基酸在体内以能量形式消耗，在配伍中加入木糖醇、山梨醇等糖类。临床上广泛用于各种原因引起的蛋白质缺乏，如晚期癌症、创伤、大手术后患者的营养支持。

（3）静脉用脂肪乳剂　脂肪乳剂是以大豆油为原料精炼的天然产物，含有中性多不饱和脂肪酸的甘油三酯。它是唯一能静脉滴注的脂质制剂，经静脉输入可为患者提供能源和足够的必需脂肪酸，主要用于围手术期（手术前后）患者，重症消耗性疾病患者，急、慢性消化道疾病患者，呼吸功能障碍患者，长期昏迷患者，早产儿以及不能进食的老年人和必需脂肪酸缺乏症患者。

4. 胶体输液

又称血浆代用液，胶体输液有多糖类、明胶类、高分子聚合物等，如右旋糖酐、淀粉衍生物、明胶、聚维酮（PVP）等，是一类提高或维持血浆渗透压的制剂。临床上主要用作高渗利尿脱水剂、血容量扩充剂。

5. 含药输液

含有治疗药物的输液。

（二）常用的药物溶媒

为了静脉用药的安全、有效、及时，溶媒选择是至关重要的。临床上静脉用药常用的溶媒有0.9%氯化钠注射液、葡萄糖注射液、葡萄糖氯化钠注射液、复方氯化钠注射液和乳酸钠林格注射液等，其中0.9%氯化钠注射液主要用于电解质的调节，而葡萄糖注射液则主要补充能量。

1. 0.9%氯化钠注射液

称取0.9g氯化钠，溶解在少量蒸馏水中，稀释到100mL，即为0.9%的氯化钠注射液，又称生理盐水（normal saline，NS）。其pH 4.5～7.0，与人体血浆的渗透压相等，主要用于电解质的调节。对于高血压、冠心病，心肾功能不好的患者，要注意减少盐水的摄入，以减轻心脏及肾脏负担。

2. 葡萄糖注射液

葡萄糖注射液（glucose injection solution，GS）浓度有 5%、10%、50% 三种；pH 3.2 ～ 5.5，主要用于补充能量和体液；对于有糖尿病但心肾功能尚可的患者，用葡萄糖注射液时可加适量胰岛素。

3. 葡萄糖氯化钠注射液

葡萄糖氯化钠注射液简称 GNS，本品为复方制剂，内含葡萄糖与氯化钠；pH 3.5 ～ 5.5；主要用于补充能量和体液，用于各种原因引起的进食不足或大量体液丢失。

4. 复方氯化钠注射液

复方氯化钠注射液又称林格注射液（林格氏液）。本品为复方制剂，每 100mL 含氯化钠 850mg、氯化钾 30mg 和氯化钙 33mg。它就是氯化钠注射液中加入了氯化钾和氯化钙。林格氏液由英国生理学家林格所发明，故由此得名。它的成分比氯化钠注射液成分更为完全。因本品含钾量极少，低钾血症患者需根据需要另行补充。

5. 乳酸钠林格注射液

在林格注射液的基础上再加入乳酸钠，则成为乳酸钠林格注射液（乳酸钠林格氏液）。本品 pH 6.5 ～ 7.5；用于代谢性酸中毒或有代谢性酸中毒倾向的脱水病例，手术室经常使用。由于本品含有钙离子，与含有枸橼酸钠的血液混合时会产生沉淀。

三、配伍禁忌及静脉调配药物的相互作用

向静脉输液中加入药物是临床常用的治疗措施，静脉药物调配从本质上讲就是药物在体外相互作用，除了药物与静脉输液之间产生相互作用外，加入静脉输液中的两种或多种药物之间也会发生相互作用，使药性发生变化，这里涉及到药物的配伍禁忌及静脉配置药物的稳定性问题。

药物配伍是指药剂制备或临床用药过程中，将两种或多种药物混合在一起。在配伍时，若发生不利于药物质量或治疗的变化则称配伍禁忌。配伍禁忌分为药理性、化学性和物理性三类。物理性配伍禁忌是指药物配伍时发生了物理性状变化，如某些药物研和时可形成低共溶混合物，破坏外观性状，造成使用困难；化学性配伍禁忌是指配伍过程中发生了化学变化，如沉淀反应、氧化还原反应、变色反应，使药物分解失效；药理学配伍禁忌是指配伍后药物疗效互相抵消或降低，或增加其毒性。

临床用药时，要注意避免药物配伍禁忌的产生：

（1）避免药理性配伍禁忌　要注意药理作用互相对抗的药物不能配伍，如中枢兴奋剂与中枢抑制剂，升压药与降压药，扩瞳剂与缩瞳剂，泻药与止泻药，止血药与抗凝血药等不能配伍，以免出现药物疗效下降，或增加其毒性。

（2）避免理化性配伍禁忌　主要关注酸碱性药物的配伍问题，如阿司匹林呈酸性，如与碱类药物配成散剂，在潮湿时易引起分解；生物碱盐（如盐酸吗啡）溶液，遇碱

性药物，可使生物碱析出；维生素 C 溶液与苯巴比妥钠配伍，能使苯巴比妥析出，同时维生素 C 部分分解。在混合静脉滴注的配伍禁忌上，主要也是酸碱的配伍问题，如四环素族（盐酸盐）与青霉素钠（钾）配伍，可使后者分解，生成青霉素酸析出；青霉素与普鲁卡因、异丙嗪、氯丙嗪等配伍，可产生沉淀等。

（3）药物相互作用实例

① 地塞米松与甘露醇　地塞米松加入甘露醇中，可能析出甘露醇结晶，并易引起电解质紊乱，导致低血钾。所以甘露醇注射液不宜另加其他药物静滴。

② 繁殖期杀菌剂与快速抑菌剂　青霉素类（或头孢类、万古霉素）与克林霉素（或红霉素、林可霉素等），前者为繁殖期杀菌剂，后者为快速抑菌剂，两者联用，呈药理拮抗作用。

③ 青霉素类药物（除哌拉西林外），由于其在葡萄糖溶液中的不稳定性，请避免使用葡萄糖溶液作为溶媒。

④ 呋塞米与甲氧氯普胺、维生素 C 与维生素 K、酚磺乙胺与地塞米松等属配伍禁忌。

四、影响静脉调配药物稳定性的因素

1. 溶剂性质变化引起不溶

某些药物因难溶于水，制剂中含有有机溶剂，配液时要特别注意，否则药物因溶解度改变析出沉淀。例如：尼莫地平难溶于水，其注射液中加有 25% 的酒精和 17% 的聚乙二醇，因此应缓慢加入充足的输液中，且室温不能太低；与酒精不相溶的药物不能配伍，配好后应仔细检查有无沉淀析出。

2. 溶剂选择不当引起不溶

有的注射用粉针都在配置时需要用特殊的溶剂溶解，例如注射用硫普罗宁，配置时应用包装盒所附的专用溶剂（5% 碳酸氢钠溶液）溶解后再加入输液中。

3. 盐析

氟罗沙星、培氟沙星、依诺沙星等为第三代喹诺酮类药物，是一种大分子化合物，遇强电解质如氯化钠、氯化钾会发生同离子效应而析出沉淀。因而禁与含氯离子的溶液配伍。甘露醇注射液为过饱和溶液，应单独滴注，如加入电解质如氯化钾、地塞米松，甘露醇则被盐析产生结晶。

4. 酸碱反应

临床上常用的药物溶媒都有固定的 pH。5% 或 10% 葡萄糖注射液 pH 为 3.2 ～ 5.5；葡萄糖氯化钠注射液 pH 为 3.5 ～ 5.5；0.9% 氯化钠注射液 pH 为 4.5 ～ 7.0；溶媒对所加入的药物的稳定性都有一定影响。

例如：青霉素结构中含有 β- 内酰胺环，极易裂解失效，水溶液稳定的 pH 为 6.0 ～ 6.5，如用酸性较强的葡萄糖注射液配伍青霉素，可加速青霉素的 β- 内酰胺环开环水解而使效价降低。故宜选用 0.9% 氯化钠等中性注射液作溶媒。

头孢类的 β- 内酰胺环较青霉素类稳定，可与葡萄糖配伍；但实验也证明与头孢类配伍的溶媒稳定性顺序为：0.9% 氯化钠 > 5% 葡萄糖 > 10% 葡萄糖。

5. 氧化还原反应

凡是有元素化合价升降的反应都是氧化还原反应。化合价升高的物质叫还原剂，其产物叫氧化产物；化合价降低的物质叫氧化剂，其产物叫还原产物。有些药物本身是氧化剂，能和另外一些具有还原性的药物一起作用，发生氧化还原反应使药物化学结构改变。如：维生素 K 类为一种弱氧化剂，若与还原剂维生素 C 配伍，则结构可被还原，从而失去止血作用。丹参注射液与维生素 C 注射液混合，可发生氧化还原反应，导致二者作用减退或消失。

6. 水解反应

有些药物在酸或碱催化下遇水分解变质。其酸催化水解反应通常是可逆的，而碱催化水解是不可逆的，因此碱催化水解作用对可水解药物的破坏性更加严重。

7. 沉淀反应

静脉调配时，将药物加入溶媒中有时可产生肉眼可见的沉淀及变色等现象。由于许多沉淀反应发生比较缓慢，肉眼不易发现，因此在没有确证药物或药物制剂与溶媒的混合液是否稳定之前，不得随意将它们混合使用。

Ca^{2+} 可与磷酸盐、碳酸盐生成钙沉淀。Ca^{2+} 除常用钙盐外，还存在于林格氏液、乳酸钠林格氏液、肝素钙等药物中；磷酸盐存在于地塞米松、克林霉素磷酸酯、磷酸氢二钠、磷酸二氢钠（作为药液中的缓冲成分）等药物中；碳酸盐存在于部分药物的辅料中，例如头孢他啶、头孢孟多注射剂中含有碳酸钠。要注意这些药物不能配伍，否则会生成沉淀。

随着新药品种的增多，静脉输液时的配伍禁忌在临床工作中屡有发生。合理用药不仅应选用恰当的药物，采用正确的给药方法，避免药物在输液时出现混浊、降效等理化配伍禁忌，还应避免不良反应增加、毒性增强等配伍禁忌现象的发生。下面就常见的配伍沉淀作一总结。

（1）抗菌药物注射液的配伍禁忌　见表1-1。

表1-1　常见的抗菌药物注射液的配伍禁忌

配伍药物		结果
阿莫西林 - 克拉维酸	长春西汀、庆大霉素	沉淀
头孢曲松	万古霉素、喹诺酮类	沉淀
美洛西林	地塞米松、维生素 B_6、氨基糖苷类	絮状混浊
头孢哌酮钠	复方氯化钠、复方乳酸钠溶液 维生素 B_6	白色沉淀
头孢哌酮钠	盐酸氨溴索、氧氟沙星	白色混浊
头孢拉定	环丙沙星、含钙的复方乳酸钠	沉淀

续表

配伍药物		结果
环丙沙星	维生素 C、5% 碳酸氢钠	白色沉淀
环丙沙星	氨苄西林、磷霉素	沉淀
阿昔洛韦	门冬氨酸钾镁	乳白色混浊
阿昔洛韦	右旋糖酐 40	变色
阿昔洛韦	5% 碳酸氢钠	混浊
亚胺培南 - 西司他丁钠	乳酸钠注射液	沉淀
头孢唑肟	维生素 B_6	白色混浊
头孢匹胺	依替米星	白色混浊
头孢他啶	氟康唑注射液	立即沉淀
红霉素	氯化钠	沉淀
万古霉素	氨茶碱	沉淀
磷霉素	含镁、钙的溶液	沉淀
加替沙星	甲泼尼龙	白色絮状混浊
培氟沙星	含氯离子的溶液	沉淀
甲硝唑	呋塞米	沉淀
两性霉素 B	氯化钠	沉淀
更昔洛韦	酚磺乙胺	白色混浊

（2）其他化学药注射液的配伍沉淀　见表 1-2。

表1-2　其他化学药注射液的配伍沉淀

配伍药物		结果
昂丹司琼	碳酸氢钠	混浊
昂丹司琼	地塞米松乳	白色混浊
泮托拉唑钠	5%GS、GNS	混浊
氨力农、米力农	呋塞米	沉淀
地西泮	氯化钠注射液	白色沉淀
尼莫地平	5% 或 10%GS、氯化钠注射液	淡黄色结晶
奥美拉唑	氨甲苯酸	棕红色沉淀
地塞米松	酚磺乙胺	沉淀
苯妥英钠	5%GS	沉淀
间羟胺	呋塞米	混浊
氨茶碱	盐酸多巴胺	红棕色沉淀

8. 中药注射剂配伍问题

临床上中西药配伍治疗的情况日益增多，但中西药配伍仍无章可循，配伍不当时有发生。故医药学界主张中药注射剂应单独使用，不宜联合用药，尤其不与化学或生物药物注射剂联合应用。用前须对光检查，发现药液混浊或变色时不能再用。

9. 药物对输液的降解作用

有些输液可被添加的药物所降解。如静脉用脂肪乳是靠物理力的微弱平衡达到体系稳定的制剂，这类乳剂可被添加的药物破坏，类脂小球的聚集和扩散常常是肉眼看不见的，一旦使用这样的混合物就有造成血管栓塞的危险。

往甘露醇静脉注射液中加入药物时，会出现析出结晶的现象，20% 或 25% 以上浓度的甘露醇注射液尤其如此，甘露醇在浓度较高或温度降低时也会自然析出结晶，故甘露醇静脉注射液中不得加入任何药物。

10. 络合与螯合反应

生成络合物的反应称为络合反应，络合物又称配位化合物。具有多齿配体的化合物称为螯合剂，产物称为金属螯合物（或螯合物）。

某些西药与某些中药成分发生络合反应，如四环素类、喹诺酮等药物与含金属离子的中药相配伍，产生难溶性的络合物，干扰药物的吸收，降低疗效。脑细胞复活剂胞磷胆碱的化学结构中含有磷酸根，易与钙离子生成不溶性的螯合物，造成血管栓塞。

11. 静脉用药配伍注意事项

① 在新药使用前，应认真阅读使用说明书全面了解新药的特性，避免盲目配伍。

② 在不了解其他药液对某药的影响时，应单独使用该药。

③ 两种浓度不同的药物配伍时，应先加浓度高的药物至输液瓶中摇匀后，再加浓度低的药物，以减慢发生反应的速率。两种药物混合时，一次只加一种药物到输液瓶，待混合均匀后液体外观无异常变化再加另一种药物。

④ 有色药液应最后加入输液瓶中，以避免瓶中有细小沉淀不易被发现。

⑤ 严格执行注射器单用制度，以避免注射器内残留药液与所配置药物之间产生配伍反应。

⑥ 根据药物性质选择溶媒，避免发生理化反应。

五、静脉药物治疗需要注意的问题与改善对策

静脉药物治疗是临床药物治疗的重要方法之一，正确及时的给药措施可以促进患者康复，挽救生命；而错误的给药必将给患者治疗带来负面影响，甚至危及患者生命安全。

1. 静脉药物治疗中需要注意的几个问题

（1）药物在调配和使用过程中被污染　我国传统的静脉药物调配是由护士在暴露的治疗室内完成，但由于病区房间内无空气净化装置，不能保证调配药物环境的洁净度，微粒、热原、活性微生物等普遍存在，极易造成药液污染。

（2）给药方法问题　静脉药物治疗常采用多药联用的方式，同时由于临床上新药

层出不穷，药物之间的配伍越来越复杂，医师很难掌握必要的输液配伍知识，从而很难确保用药方案的合理性；静脉药物在病区从调配到给药全部由护士承担，没有药师进行核对与审核，而护士缺乏药物稳定性和相互作用方面的知识，导致不合理用药现象难以控制。

静脉药物治疗中常见的用药问题包括：医师处方的不适宜；药物剂量、调配方法和溶媒选择、给药时间、给药方法、滴速出现错误；药物的配伍禁忌及相互作用等。

（3）静脉药物治疗被过度使用 输液治疗是临床抢救和治疗疾病的重要手段之一。在我国，静脉药物治疗非常普遍。但如果过度使用静脉药物治疗，不仅增加了医疗成本，同时存在较多不安全因素。

2. 改善对策

（1）建立静脉用药集中调配中心 对静脉药物进行集中调配，减少与杜绝污染。医院应建立静脉用药集中调配中心，在洁净的调配环境中，由经过专门培训的药学专业技术人员或护理人员严格按照标准操作规程对静脉药物进行集中调配。

（2）药师介入药物临床使用过程 在传统的静脉药物调配模式中，静脉药物调配是分散在各病区治疗室里，由护士进行的，药师无法对此进行监控并发挥作用，对用药错误产生的环节无法进行有效的纠正。

医院建立静脉用药集中调配中心后，药师应发挥自己掌握的药学知识优势，对医师的用药医嘱进行审核，及时对不适宜医嘱（如有药物配伍禁忌、相互作用、用法用量错误）进行干预，从而降低用药错误，确保静脉药物临床使用的安全性。同时，药师还可利用信息系统收集贮存的临床用药数据，对药物使用情况进行分析总结，定期向临床反馈药物使用情况，进一步提高了用药的安全性和有效性。

（3）加强合理用药的宣传教育 静脉注射是药物直接进入人体的一种治疗方式，虽然存在一定风险，但是如果注射是治疗和预防措施所必需的，而且遵照安全的操作规范进行，则其潜在危险相对于它的治疗效果，则是微不足道的。

在我国，近几十年来，抗菌药、维生素、激素加适宜溶媒的静脉滴注治疗方法，不仅被患者和社会大众所认同，并且被视为现代医疗的一种标志而普遍的过度使用。其结果是，输液给药出现不良反应的频率和严重程度远比口服药物要高得多，这种药物不合理应用的后果不仅损害患者健康，而且影响面广，已经成为全社会关注的公共卫生问题。

所以，要保证静脉药物治疗的安全性、有效性，必须从观念入手，宣传合理应用输液，合理使用药物的理念，从而纠正过度依赖药物输液治疗的现状。

【工作任务】

掌握药物配伍禁忌

【任务准备】

药品　青霉素皮试剂冻干粉针、阿米卡星注射液、奥美拉唑注射液、10% 葡萄糖注射液、0.9% 氯化钠注射液。

仪器　玻璃棒、100mL 烧杯、2mL 注射器。

参考资料　2015 版《中华人民共和国药典临床用药须知》(化学药和生物制品卷);药品说明书。

【任务实施】

1. 药品溶解度实验

取 2500U 青霉素皮试剂冻干粉针 2 支,用注射器将 10% 葡萄糖注射液 5mL、0.9% 氯化钠注射液 5mL 分别移入 1 支青霉素皮试剂瓶内,充分振摇,观察现象。

2. 药物配伍禁忌实验

分别取 2mL 阿米卡星注射液 1 支,40mg 奥美拉唑注射液 1 支,将两种药液混合在 100mL 烧杯内,玻璃棒轻轻搅拌,观察药液混合后现象,记录药液变化,并分析原因及临床意义。

3. 结果观察与分析

（1）药品溶解度实验结果与现象分析

组号	药物	溶剂	实验结果	现象分析
1	青霉素	10% 葡萄糖注射液		
2	青霉素	0.9% 氯化钠注射液		

（2）药物配伍禁忌实验结果与现象分析

药物	实验结果	现象分析
阿米卡星		
奥美拉唑		

项目一

静脉输液药物调配基础

【任务评价】

任务评价主要从同学们的学习态度、实验操作、现象分析几个方面进行评价，详细内容见表1-3。

表1-3 《掌握药物配伍禁忌》工作任务评价表

班级		姓名			得分
评价内容	分值	评定等级			
		A（权重1.0）	B（权重0.7）	C（权重0.5）	
学习态度	20	学习态度认真，方法多样，积极主动	学习态度较好，能按时完成学习任务	学习态度有待加强，被动学习，延时完成学习任务	
实验操作	40	严格按照实验室操作要求正确、规范操作实验步骤	实验操作较为规范，有操作失误，但不影响实验结果	实验操作不规范，有操作失误，影响实验结果	
现象分析	40	认真观察现象，时间记录准确，现象描述真实、严谨	认真观察现象，时间记录不准确、现象记录有不清晰	观察现象不认真、时间记录和现象描述不严谨	
总计得分					

静脉输液药物调配基础

任务2　熟悉静脉用药集中调配中心

【任务资讯】

一、认识静脉用药集中调配中心

1.静脉用药集中调配中心

　　静脉用药集中调配，是指医疗机构（含预防、保健机构）药学部门根据医师用药医嘱（处方），经药师审核其合理性，由经过专业培训的药学和（或）护理技术人员按照无菌操作要求，在洁净或清洁环境下的层流台内对静脉用药进行加药混合调配，使其成为可供直接静脉滴注使用的成品输液操作过程，其性质属药品调剂。

　　静脉用药集中调配中心（pharmacy intravenous admixture services，PIVAS），以下称静脉用药调配中心，是指在符合《药品生产质量管理规范》标准、依据药物特性设计的操作环境下，由受过培训的药学技术人员或护理技术人员，严格按照标准操作程序，进行静脉用药物的混合调配，为临床药物治疗与合理用药服务的机构。

　　自从 1969 年美国俄亥俄州立大学附属医院建立了世界第一个 PIVAS 以来，美国、加拿大、澳大利亚、英国、新西兰等发达国家的医院大部分实行静脉输注药物集中调配。PIVAS 近几年才在我国发展起来，我国上海市静安区中心医院率先建立了第一个 PIVAS。2002 年 1 月，原卫生部发布实施的《医疗机构药事管理暂行规定（试行）》中第 28 条规定："医疗机构要根据临床需要逐步建立静脉液体配置中心（室），实行集中配置和供应。"此后，全国各地相继建立了 PIVAS，至今全国已有上千余家。PIVAS 作为一种将原来分散在各个病区调配的静脉滴注药物转为在药学监护下集中调配、混合、检查、分发的管理模式，可为临床提供安全、有效的静脉药物治疗服务，是现代医院药学工作新的重要内容。

2.建立PIVAS的目的与意义

　　（1）建立 PIVAS 的目的　输液剂是临床常用的给药剂型，通过输液可以纠正人体内生理失衡、补充营养物质及给药治疗。通过输液方式给药，药物见效快，生物利用度高。静脉输液还具有输入速度和剂量可控的优点，是临床抢救和治疗病人的重要措施之一。

　　传统临床静脉输液中的加药工作是由病区护士在各自治疗室内完成的。这一方面加大了护理人员的工作量；另一方面在病区治疗室中，人员及非净化空气的流动不可避免，且各种操作均暴露于非净化空气中，调配时药液污染的可能性加大。此外，还可能出现输液中所加入药物的配伍禁忌等问题。因此，引入静脉药物集中调配的目的是加强对药品使用环节的质量控制，提高患者用药的安全性及有效性；实现医院药学由单纯供应保障型向技术服务型转变，实现以病人为中心的药学服务模式，提高医院的现代化医疗质量和管理水平。

（2）建立 PIVAS 的意义　静脉药物集中调配，可以保证静脉滴注药物的无菌性，防止微粒污染；同时药师在调配药物前对医嘱进行审核，可解决不合理用药现象，确保药物相容性和稳定性，将给药错误降至最低。由于空气净化装置的防护作用，可大大降低毒性药物对医护人员的职业伤害，对合理用药和加强药品管理具有非常重要的意义。

二、熟悉PIVAS的布局设施与工作流程

1. PIVAS的布局设施

（1）布局　PIVAS 在整体布局上主要分为洁净区、辅助工作区、生活区等不同功能区。洁净区包括一次更衣室、洗衣洁具间、二次更衣室、调配间。辅助工作区包括审方区、摆药区、成品核对区、普通更衣室、药品二级库和医疗耗材间；生活区与其他区域之间应有缓冲设施，不得使生活区与其他区域的空气直接对流污染其他区域。如图 1-3。

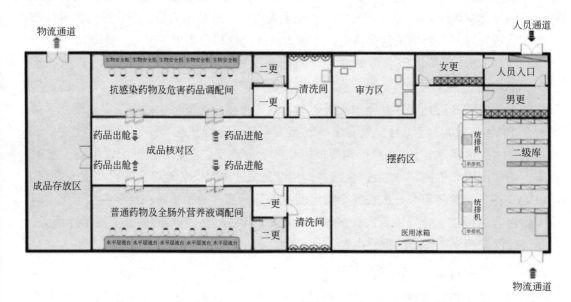

图 1-3　PIVAS 的基本布局

调配间是 PIVAS 的核心区域，PIVAS 按使用功能不同分为两类调配间，使用不同的洁净操作台。一类调配间使用水平层流台，主要调配普通药物及全肠外营养液；另一类调配间使用生物安全柜，主要调配抗感染药物及危害药品。如图 1-4。

（2）设备设施

① 通风系统　PIVAS 应至少建立两套独立的通风系统，确保将危害药品、抗感染药物与普通静脉用药（包括全肠外营养液）混合调配的通风系统分开，以保障调配洁净区的空气环境质量。

洁净区的洁净级别划分：一次更衣室、洗衣洁具间为 D 级十万级；二次更衣室、

调配间为 C 级万级；洁净操作台为 A 级百级。要注意不同区域之间的人流和物流出入走向合理，不同洁净级别区域间应当有防止交叉污染的相应设施。

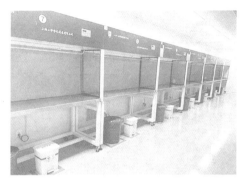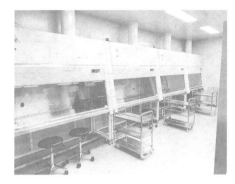

图 1-4 PIVAS 的调配间

（从左到右分别为：普通药物及全肠外营养液调配间、抗感染药物及危害药品调配间）

② 调配间 室内墙壁、顶棚表面应平整光洁、无裂痕，不得有积尘、霉斑和脱落物，易于清洁和消毒，照明、温湿度、通风与《药品生产质量管理规范》（Good Manufacture Practice for Drugs，GMP）要求相同。

③ 洁净操作台 是 PIVAS 内使用的最重要的净化设备。因为所有的无菌静脉药物配置均需在洁净操作台内完成，无菌物品亦需放置在洁净操作台内。洁净操作台的工作原理是通过加压风机将室内空气经高效过滤器过滤后送到操作台内区域，最终达到局部百级的操作环境。

混合调配普通药物、全肠外营养液时，应配备水平（或垂直）层流洁净台；混合调配抗感染药物及危害药品，应配备 II 级 A2 型及以上的生物安全柜；洁净操作台的台面材质应符合易于清洁和保养。如图 1-5。

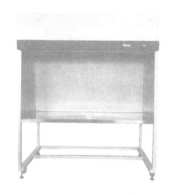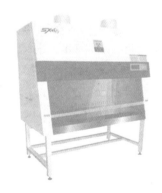

图 1-5 洁净操作台

（从左到右分别为：水平层流台、生物安全柜）

2. PIVAS工作流程

PIVAS 的工作流程简单可分为药师审方、贴签摆药、药师审核、混合调配、药师复核及打包送药六个程序。如图 1-6 所示。

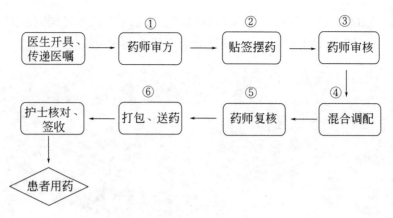

图 1-6　PIVAS 的工作流程

现将流程详述如下：

（1）药师审方　临床医师开具静脉输液治疗处方或用药医嘱，传递至 PIVAS 后，审方药师进入用药医嘱信息系统，按病区接收用药医嘱，逐一核对患者静脉输液医嘱，确认其医嘱信息的正确、合理与完整。对不合理用药的医嘱应及时与医师沟通并请医师做相应的调整。

（2）贴签摆药　药师审核合格的处方以病区为单位进行确认、同时打印输液标签。摆药前药师应仔细核查输液标签是否准确、完整（如有错误或不全，应告知审方药师纠正）。然后将输液标签贴于输液袋（瓶）上，放置于摆药筐内，开始摆药。摆药时需检查药品名称、规格、数量等是否符合标签内容，同时注意药品的完好性及有效期，签名并盖章。

（3）药师审核　药师进行摆药后核对工作。药师需要核查输液标签是否整齐地贴在输液袋（瓶）上，输液标签不得将原始标签覆盖；药师核对所摆药品正确性，校对无误后签名并盖章；并将贴有标签的输液袋（瓶）的摆药筐通过传递窗送入调配间。

（4）混合调配　调配药师从传递窗中取出将要调配的药品，按输液标签核对患者信息和药品名称、规格、数量、有效期等内容的准确性，确认无误后，开始混合调配。调配过程中，如对药品配伍、操作程序有疑问时应停止调配，报告当班负责药师查明原因，协商医生调整用药医嘱。发生调配错误应及时纠正，重新调配并记录。调配完成后将成品输液放入传递窗中，传出调配间。

（5）药师复核　药师从传递窗中取出输液成品，进行核对。输液应无沉淀、变色、异物等现象发生。检查输液袋（瓶）包装是否完好，进行挤压试验，观察加药处和输液袋有无渗漏现象。按输液标签内容逐项核对所用输液和空西林瓶或安瓿的药名、规格、用量等，并进行调配质量核对。各岗位操作人员签名是否齐全，确认无误后签名并盖章。核查完成后，空安瓿等废弃物按规定进行处理。

（6）打包送药　经核对合格的成品输液，用洁净的塑料袋进行包装，按病区置于密闭容器中并加锁，送药时间及数量记录于送药登记本。配送工勤人员及时将药品送至各病区护士站。病区护士核对签收后，给患者静脉输注用药。

PIVAS 的具体工作流程请扫二维码查看。

PIVAS 的工作流程

三、学习无菌操作规程

无菌技术贯穿于静脉输液药物调配的整个过程，它包括药物调配场地的消毒灭菌、操作人员的基本要求、药品的无菌配置、无菌检测等。

1. 药物调配场地的消毒灭菌

洁净区应设有温度、湿度等监测设备和通风换气设施，温度应在 18 ～ 26℃之间，相对湿度应在 45% ～ 70% 之间，每日应检测环境的温度、湿度。洁净区的消毒灭菌分为每日清洗、每周清洗和每月清洗。

（1）每日清洗　整理洁净操作台台面，把废弃物丢入垃圾桶；用 75% 酒精溶液擦洗超净工作台、所有的不锈钢设备、垃圾桶、传递窗。用标准浓度的消毒溶液（临用前配制）擦洗地面，一更、二更的橱柜。

（2）每周清洗　检查所有设备的不锈钢表面是否有锈迹，如有则用百洁布擦去；每周总消毒 1 次。

（3）每月清洗　各仪器设备的高处除尘；用标准浓度的速效消毒片溶液（临用前配制）擦洗墙面、天花板和玻璃等。

2. 操作人员的基本要求

在洁净区的操作人员需要穿连体洁净服、戴无菌口罩、工作帽、无菌手套等，在操作前要彻底消毒双手，尽量避免人为因素产生的污染。

（1）操作人员进入洁净区的参考程序　进入一更后，更换专用鞋，按七步洗手法彻底消毒双手。操作步骤见图 1-7。①内：取适量清洁液于手心，掌心相对，双手并拢相互搓揉；②外：手心对另一手手背沿指缝相互搓擦，双手交换进行；③夹：掌心相对，双手交叉沿指缝相互搓擦；④弓：弯曲各手指关节，双手相扣相互搓擦；⑤大：洗拇指，一手握另一手大拇指旋转搓擦，双手交换进行；⑥立：洗指尖，弯曲各手指关节，把指尖合拢在另一手掌心旋转搓擦，双手交换进行；⑦腕：螺旋式清洗手腕，交换进行。

进入二更后，穿连体洁净服→戴无菌口罩→戴无菌手套→镜子检查着装是否完全符合→进入调配间。

戴无菌手套的具体流程是：①洗手后，先检查手套的有效使用期限及包装袋有无破损。②从开封处将外包装袋撕开，按手套左右提示放好。③打开手套内包装纸两侧，右手捏住左手手套的反折边，左手插入取出的手套内，右手同时上提，戴上左手手套。④用已戴好手套的左手指插入右手手套的反折边，将右手手套取出，同时右手插入手套内，左手同时上提，并将右手手套的反折部向上翻并套住防护服袖口，戴上右手手套。⑤用已戴好手套的右手指插入左手套的反折边内，将手套边向上翻套住袖口。⑥戴好手套后双手挤压，查看有无破损。

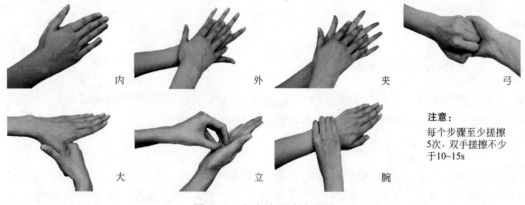

内　　　　　外　　　　　夹　　　　　弓

大　　　　　立　　　　　腕

注意：
每个步骤至少搓擦5次，双手搓擦不少于10~15s

图 1-7　七步洗手法流程图

无菌手套佩戴方法请扫二维码查看。

无菌手套佩戴方法

（2）操作人员由洁净区出来的程序

① 临时外出　在二更脱下连体洁净服及帽子、口罩，整齐放置，一次性手套丢入污物桶；在一更更换工作服和工作鞋；重新进入洁净区时，必须按以上更衣规定程序进入洁净区。

② 当日调配结束时，脱下的洁净区专用鞋、连体洁净服进行常规消毒；一次性口罩、手套丢入污物桶。

（3）在整个操作过程要做到无菌这一要求，特别要注意以下几点

① 洗手是整个操作过程中无菌控制的关键一步，在洗手过程中需注意以下几点：脱去手表和其他饰品；最好应用抗菌肥皂清洗，使用时泡沫要完全覆盖直至手臂的肘关节处等，应注意将指甲和指间的空隙处清洗干净。

② 在无菌操作过程中，应避免连体洁净服接触地面，避免双手和身体任何部位接触洁净服和工作帽的外表面。

③ 在戴无菌手套时应注意：未戴手套的手不可触及手套外面，戴手套的手不能触及未戴手套的手及手套的里面；一旦手套破裂应立即更换。

3. 药品的无菌配置

操作人员在摆药区将要配置的药品放进经过 75% 酒精擦洗的摆药筐中，然后放入

传递窗内，由在调配间内的操作人员取出，进行配置。配置完毕后，操作人员将已完成的配置的药物和包装放入摆药筐，放入传递窗中，由成品核对区的操作人员取出。

4. 无菌检测

在静脉药物调配过程应用无菌操作技术时，还需要定期进行无菌检测，以确认灭菌效果。常采用空气取样的方法，本测试方法采用沉降法，即通过自然沉降原理收集在空气中的生物粒子于培养基平皿，经若干时间，在适宜的条件下让其繁殖到可见的菌落进行计数，以平板培养皿中的菌落数来判定洁净环境内的活微生物数，并以此来评定洁净室的洁净度。

四、熟悉静脉用药调配中心的工作制度与管理

1. 质量管理制度

① PIVAS 应建立专门的质量管理领导小组负责全面质量管理。

② 定期检查药品效期管理情况，不合格药品管理情况和警示药品（或特殊药品）的使用管理情况；对合理用药情况进行监管，包括用药合理性、相容性分析讨论、医嘱用药情况分析等。

③ 对 PIVAS 净化系统运行情况进行监督。对洁净台质量管理进行评估，检查设备工作状态、温度、湿度是否达标并每月定期检测洁净区空气菌落数。

④ 对药品的贮存和养护情况进行检查监督，确保所用注射剂符合《中国药典》的质量规范。

2. 医嘱审核制度

① 医嘱审核是指药师应依据《药品管理法》以及《处方管理办法》有关规定对医嘱内容的适宜性和正确性进行科学的审核与评价。其主要包括：医嘱信息的完整性；给药剂量及用法；给药途径；选用溶媒与载体是否适宜；体积是否正确、合理（药典、药品说明书）；配伍是否合理（药物相容性、稳定性、相互作用、配伍禁忌）；遮光或避光给药等特殊要求等，确保成品输液质量。

② 所有医嘱必须经过审核，合格后方可摆药调配。本岗位应由药学专业本科以上学历、5 年以上用药或调剂工作经验、药师以上专业技术职务任职资格人员担任，对处方的正确性和适宜性负责。

③ 审方岗药师对电脑医嘱要核对患者姓名、病区、药品名称、规格、数量以及调配批次。

④ 发现不适宜医嘱或不合理用药应及时联系医嘱医师或主班护士，反馈给医师修改。药师不得擅自修改医嘱。医嘱审核合格后方可进入下一步程序：摆发药品。临床医师如拒绝修改有明显配伍禁忌或严重不合理用药的医嘱，审方药师应拒绝签字，登记并向药学部门主任和医务处（科）报告。

⑤ 如患者病情需要超常规剂量用药时，应有医嘱医师再次确认并签字，审方药师应进行充分风险评估，确认对患者无损害。并将其处方信息存档备案后方可放行。

⑥ 医嘱审核合格后药师必须备案确认，打印出标签按患者、病区分类集中后交给摆药人员，准备摆发药品，信息同时有电子备案。

3. 贴签摆药核对工作制度

① 贴签、摆药、核对工作人员根据通过处方审核的输液标签，严格按照要求正确选择和摆发药品，然后送入传递窗。本岗位可由经过培训的药剂师担任。

② 所有的输液标签必须经过审核，未经审方药师审核、未签名的输液标签不得摆药、贴签。

③ 贴签、摆药、核对时应注意处方的合理性，如发现差错应立即与审方药师联系，正确无误后方可进行，对高危药品和某些特殊用量的药品，应将药品调配用量计算方法和实际用量注明于标签。

④ 摆药核对人员应将准备调配的输液以组为单位，按调配批次、科室、加药种类不同，分别放置在相应待调配区域。

⑤ 摆发药品区的药品应按规定位置存放，定期检查药品质量、效期。对变质、破损药品应登记制表上报，经科主任批准后作报废处理。

4. 静脉用药调配工作制度

① 静脉用药调配是指调配人员根据通过处方审核的输液标签，严格按照无菌操作技术，将药物准确无误地加入相适宜的载体溶媒中的药学技术服务过程。

② 调配岗位可由经过培训的药剂师担任。

③ 调配人员应严格执行无菌操作程序和有关规章制度。进入洁净调配区域应按规定洗手，穿戴隔离衣帽、口罩，着装须符合洁净区要求。

④ 调配加药时应注意药品的理化性状变化，有配伍禁忌时及时报告组长；将调配后的输液袋和使用后的空安瓿瓶按相应方法放置，以供核查。

⑤ 应随时保持调配间、洁净操作台的清洁和整齐。每次调配完成后应按操作规程及时清场，上班或下班前按规范做好洁净调配区的清洁、消毒工作，开放或关闭净化空调系统。

⑥ 建立差错事故登记制度，发生重大差错事故时必须及时逐级向上级报告。

5. 废弃物处置管理制度

① 医疗废物是指列入国家《医疗废物分类目录》以及国家规定按照医疗废物管理和处置的具有直接或者间接感染性、毒性以及其他危害物的废弃物，应由专人负责统一管理，严格遵守处置流程，严防垃圾外流污染环境，危害人民生命健康。

② 中心建立《废弃物处理登记表》，在处理医疗废物时须认真填写并由操作人员签字，交接记录登记清楚并签名。

③ 医疗废物须用双层黄色专用垃圾袋盛放，并注明科室名称、垃圾种类。

④ 一次性注射器废弃针头须装入利器盒，密封包装并注明科室。

6. 清洁卫生工作制度

① PIVAS 工作人员必须养成良好的卫生习惯。做到不留长指甲，七步净手后调配。

② 调配前必须戴好消毒口罩，穿戴连体洁净服、帽、鞋，戴无粉手套；不得用手直接接触药品及与药品直接接触的设备表面。

③ 调配中，操作人员如确有必要去卫生间，要脱去工作服、换鞋。返回时重新洗手、消毒、换鞋、更衣。

④ 工作人员每年进行一次体检，并建立健康档案。患有传染病、皮肤病、外伤感染和药物过敏者不得从事直接接触药品的工作。

五、PIVAS的医嘱信息流管理与工作素质要求

1. PIVAS的医嘱信息流管理

① 医嘱信息的接收　临床医师查房后产生的医嘱由病区主班护士负责录入电脑，经核对后发至PIVAS；或在静脉用药调配中心电脑上提示。

② 医嘱的审核　PIVAS通过电脑接收医嘱后，由审方药师审方。审方区电脑建议配备合理用药软件，使审方过程更科学、方便、高效。

③ 问题或争议医嘱的处理　审方药师在医嘱审核过程中，发现问题或有争议处方时，不得擅自修改医嘱。应尽快与相应责任人联系、沟通。属于医嘱信息错误的由主班护士与医生沟通，及时更正、确认；属药物不合理使用的应立即与主治医师进行沟通，推荐合理、有效的治疗药物及医嘱。若有争议，经主治医师或其上级医师再次确认以示负责，方可进入下一调配程序。审方药师应将审方过程中发现的问题及处置记录汇总。

④ 电子处方的查询与保存　除PIVAS的管理和临床药学服务的需要而进行的医嘱查询外，其他任何医嘱查询须向医院医疗管理职能部门提出申请，得到批准后，在药剂科许可的范围内，由PIVAS专人陪同进行查询，并做相关记录留存归档。

电子处方一般按月存盘备份保存，保存时间不得低于卫生部的规定。

2. PIVAS岗位工作素质要求

PIVAS岗位对工作人员的素质有很高的要求，工作人员必须经过培训合格后上岗，做到在岗位上严格遵守各项规章制度，具有"慎独"的职业素养以及工作中专心细致的"工匠"精神；能和团队很好地沟通合作，具有及时发现问题，应急处理的能力。

认识三开袋

【工作任务】

熟悉静脉用药调配中心

【任务准备】

以4～6人的小组为单位，复习《药事管理法规》及《药剂学》中关于洁净室、输液的相关内容，并根据查阅的资料把下列内容做成PPT的形式。

参考资料：2020版《中华人民共和国药典》《静脉用药集中调配质量管理规范（2010）》《药品生产质量管理规范》（GMP）。

【任务实施】

1. 查阅文献，制作PPT

查找与本任务相关的文献，尤其是与PIVAS的布局和按功能的区域划分、工作流程等内容，将获取的资料进行整理与总结，以小组为单位制作PPT，并在PPT图示相应的位置标出人流、物流的走向。

2. 以小组为单位进行PPT专题汇报

首先要讲述PIVAS对环境的选择，对房屋、设施和布局的基本设计要求，制作PIVAS工作流程图；其次要阐述参观静脉用药调配中心进出程序，以及人流、物流走向。

3. 参观静脉用药调配中心

以小组为单位参观PIVAS实训基地，对照实物将书本的内容形成初步认识，熟悉静脉用药调配中心进出程序等相关内容并讨论。

4. 撰写参观总结报告

【任务评价】

任务评价主要从同学们的资料准备情况、PPT 制作与汇报情况、参观过程、团队合作与纪律情况，以及参观总结报告撰写质量几个方面进行评价，详细内容见表 1-4。

表1-4　《熟悉静脉用药调配中心》工作任务评价表

班级		姓名			得分
评价内容	分值	评定等级			
		A（权重 1.0）	B（权重 0.7）	C（权重 0.5）	
学习态度	10	学习态度认真，方法多样，积极主动	学习态度较好，能按时完成学习任务	学习态度有待加强，被动学习，延时完成学习任务	
查阅资料	10	查阅资料方法多样，资料内容丰富，整理有序、合理	查阅资料方法较单一，内容基本能满足要求	没有掌握查阅资料的基本方法，资料准备不足	
PPT 制作与汇报	30	PPT 制作精美、内容翔实、图文兼备；汇报人精神面貌好，思路清晰有条理	PPT 制作完整、内容不够丰富；汇报人能顺利讲完PPT	PPT 制作缺乏思路，有的内容缺失；有的内容重复；汇报人词不达意	
参观 PIVAS	20	有时间观念，遵守参观纪律，参观过程中对 PIVAS 布局与实物讲解正确	有时间观念，遵守参观纪律，参观过程中对 PIVAS 布局与实物不甚了解	没有时间及纪律观念，参观过程中对 PIVAS 布局与实物不甚了解	
撰写报告	30	报告格式规范，内容完整，思路清晰有条理	报告格式较为规范，内容较完整，有一定的条理性	报告格式、内容经反复修改后才勉强符合要求	
总计得分					

班级： 姓名： 学号： 成绩：

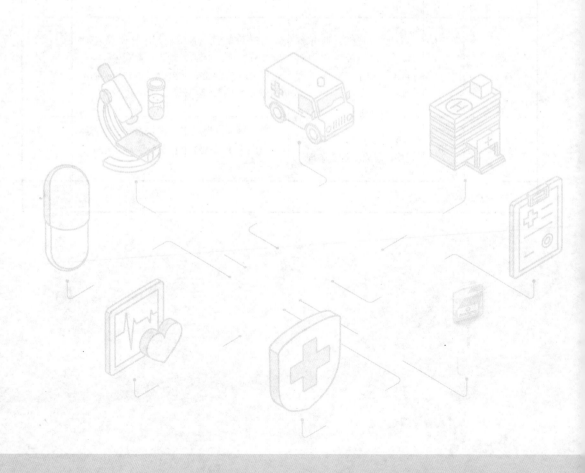

【项目评价】

一、单项选择题

1. 林格注射液指的是（　　　）。
   A. 0.9% 氯化钠注射液　　　　　B. 5% 葡萄糖液　　　　C. 10% 葡萄糖液
   D. 灭菌注射用水　　　　　　　　E. 复方氯化钠注射液

2. 下列错误的是（　　　）。
   A. 对于高血压、冠心病、心肾功能不好的患者，要注意减少盐水的摄入
   B. 葡萄糖注射液主要用于补充能量和体液
   C. 在林格氏液的基础上再加入乳酸钠，则成为乳酸钠林格注射液
   D. 复方氯化钠注射液就是生理盐水
   E. 灭菌注射用水不能直接静脉注射，不能作为脂溶性药物的溶剂

3. 关于生理盐水的叙述，下列正确的是（　　　）。
   A. 生理盐水呈酸性，与人体血浆的渗透压相等
   B. 生理盐水呈碱性，主要用于电解质的调节
   C. 称取 9g 氯化钠，溶解在少量蒸馏水中，稀释到 100mL，即为生理盐水
   D. 生理盐水是 0.9% 的氯化钠溶液，呈中性
   E. 生理盐水的摄入对高血压、冠心病、心肾功能不好的患者，没有影响

4. 关于药物溶媒的叙述，以下正确的是（　　　）。
   A. 复方氯化钠注射液即氯化钠溶液里加入适量的氯化钾和氯化钙
   B. 乳酸钠林格注射液用于代谢性碱中毒或有代谢性碱中毒倾向的脱水病例
   C. 葡萄糖注射液偏碱性，主要用于补充能量和体液
   D. 有糖尿病但心肾功能尚可的患者禁用葡萄糖注射液
   E. 灭菌注射用水也有一定的医疗药用价值

5. 在水平层流台上配置的药物是（　　　）。
   A. 更昔洛韦　　　　　　　　　　B. 氟尿嘧啶　　　　　　C. 柔红霉素
   D. 多索茶碱　　　　　　　　　　E. 头孢哌酮

6. 在生物安全柜里配置的药物是（　　　）。
   A. 维生素 C　　　　　　　　　　B. 西咪替丁　　　　　　C. 柔红霉素
   D. 全肠外营养液　　　　　　　　E. 氯化钾

7. 洁净级别为百级的是（　　　）。
   A. 一更　　　　　　　　　　　　B. 二更　　　　　　　　C. 审方区
   D. 调配间　　　　　　　　　　　E. 水平层流台

8. 洁净级别为万级的是（　　　）。
   A. 一更　　　　　　　　　　　　B. 摆药区　　　　　　　C. 审方区
   D. 调配间　　　　　　　　　　　E. 水平层流台

9. 洁净级别为十万级的是（　　　）。

    A. 一更 　　　　　　　　B. 摆药区 　　　　　　C. 审方区

    D. 调配间 　　　　　　　　E. 水平层流台

10. 能够审核处方的是（　　　）。

    A. 经过培训的药剂师 　　　B. 任何人简单培训后即可

    C. 药师以上专业技术职务任职资格人员可担任

    D. 主管护士 　　　　　　　E. 护士

11. 能够担任摆药岗位的是（　　　）。

    A. 经过培训的药剂师 　　　B. 任何人简单培训后即可

    C. 必须主管以上药师 　　　D. 主管护士 　　　　E. 护士

12. 关于传递窗，以下正确的是（　　　）。

    A. 调配间至少应设置 1 个传递窗

    B. 调配间至少应设置 2 个传递窗

    C. 传递药品时，内外窗可以同时打开

    D. 传递窗可同时放置不同病区药品

    E. 以上均不对

二、简答题

1. 简述 PIVAS 的工作流程。

2. 简述 PIVAS 各功能室的洁净级别要求。

项目二　普通药物的调配

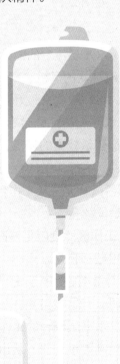

【任务资讯】

一、认识水平层流台

1. 什么是水平层流台

在实验室，空气中的污染物经常会影响实验的结果，普通环境的空气中每立方英尺中含有超过 500 个悬浮的颗粒。水平层流台（horizontal laminar flow cabinet，HLFC）是通过加压风机将室内空气经高效过滤器过滤后送到净化工作台内区域，是一种能够提供局部工作环境达百级（每立方英尺内直径 0.5μm 的微粒不超过 100 个）的空气净化设备。

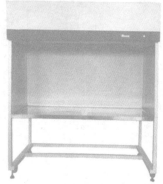

水平层流台最早出现于 20 世纪 60 年代，用于实验过程中的产品保护。随着现代工业的发展，它被广泛应用于半导体、微电子和制药等各个行业以保护产品或样品。目前它广泛应用于静脉用药调配中心，主要有 3 个基本功能：①为工作区域提供经过净化的空气；②通过提供稳定、净化的气流防止层流台外空气进入工作区域；③将人和物料（输液袋、药品等）带入的微粒清除出工作区域，以保证静脉用药调配时免受细菌、尘埃粒子污染。如图 2-1。

图 2-1　水平层流台

2. 水平层流台的设计及工作原理

（1）水平层流台的设计

① 有独立的风机、高效过滤器和适合的工作区域；采用光洁耐腐蚀、抗氧化、容易清洁的材料制成，最好是不锈钢材料的工作台面；理想的工作高度为 78cm。

② 水平层流工作台有不同的外形尺寸，长度 1 ～ 2m。根据国内医院输液用量、输液中加药量较大的特点，且从节省净化面积的角度考虑，较为适合医院静脉用药调配中心的两人操作工作台长度尺寸应为 1.8m 左右。

③ 新风补充应从工作台顶部进入，工作台支撑架应为敞开式的，使室内空气流通不至于造成死角。

④ 工作区照度应足够高，方便核对药品及配置；应配有紫外线照明灯，控制面板应有启用显示装置。

⑤ 静脉药物的配置是一项要求非常高的工作，为避免加药、核对错误，层流工作台的照明应有足够亮度。

（2）水平层流台的工作原理　空气通过水平层流台顶部的预过滤器过滤，由风机带动通过高效过滤器，从出风面吹出，以均匀的断面风速水平流经工作区，高效过滤器可去除 99.99% 的 0.3μm 以上的微粒，从而形成局部百级的高洁净工作环境，同时确保空气的流向和流速。如图 2-2、图 2-3。

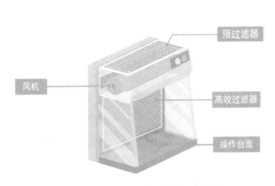
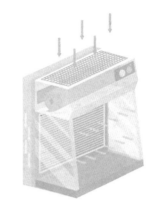

图 2-2　水平层流台的各部分结构　　图 2-3　水平层流台的气流走向

预过滤器 风机 高效过滤器 操作台面

水平层流台的工作原理，请扫二维码查看。

水平层流台的工作原理

3. 水平层流台操作规范

　　尽管水平层流台创造了局部百级的洁净环境，但工作人员在使用、调配药品时，就会产生紊流，导致原有的层流状态被破坏。水平层流台不是灭菌柜，调配用的物品（输液瓶、西林瓶、安瓿瓶等）均不是无菌的，如果气流的上游发生污染，则下游必受污染，就如同河流的上下游一般。因此，正确了解洁净气流的走向，在最洁净的地方，用最标准的无菌配置技术调配药品就显得尤为重要，这也是正确使用水平层流台进行药物调配的关键。以下是水平层流台的操作规范。

　　① 水平层流台只用于配置对工作人员无伤害的药物，如：普通药物、全肠外营养液等。

　　② 水平层流台应摆放于调配间内的高效送风口正下方，空气经顶部预过滤器过滤后被风机带动，再经背部的高效过滤器，去除 99.99% 的 0.3μm 以上的微粒，将洁净空气送至水平层流台的工作区域。这样，水平层流台内的气流是经过两次过滤净化后达到的最佳净化状态的空气，同时大大降低了高效过滤器的损耗。如图 2-4、图 2-5。

　　③ 水平层流工作台最好全天 24h 保持运转状态，或至少在使用前提前 30min 启动机器，以保证实现其工作区域内的百级环境。

　　④ 在操作开始前，应用 75% 酒精消毒水平层流台内部的顶部、两侧及台面，顺序为从上到下，由内而外；物品放入工作台前，应用 75% 酒精消毒其外表面。

　　⑤ 物品在水平层流台内的正确摆放是保证成品输液质量的重要因素。水平层流台台面可划分为 3 个部分：内区（距内侧边缘 10 ~ 15cm 的区域）为最洁净区域，可用来放置已打开的安瓿、已开包装的无菌物品；工作区，即中央区域（离洁净台两侧边

缘 10 ～ 15cm），所有的配置操作应在此区域内完成；外区（距外侧边缘 15 ～ 20cm 的区域）可用来放置未拆除外包装的注射器、未经过消毒的小件物品。

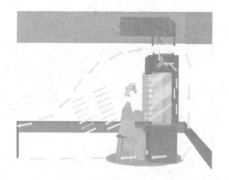

图 2-4　水平层流台室内气流走向

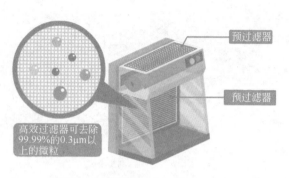

图 2-5　水平层流台高效过滤器

⑥ 尽量避免在工作台面上摆放过多的物品，大件物品之间的摆放距离应为 150mm 左右，如输液瓶等；小件物品之间的摆放距离应为 50mm 左右，如西林瓶或安瓿瓶等，如图 2-6。水平层流经过物品会形成紊流，如图 2-7。

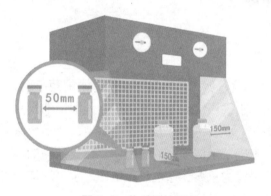

图 2-6　物品摆放距离

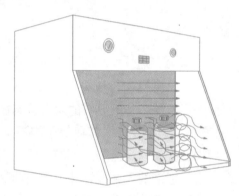

图 2-7　紊流

⑦ 水平层流台面上的无菌物品或调配操作时的关键部位与高效过滤器之间应无任何物体阻碍，也就是操作过程中的"开放窗口"的概念，如图 2-8、图 2-9；同时在操作时不要把手腕或胳膊放置在台面上，不要把手放置在洁净气流的上游，在整个配置过程中始终保持"开放窗口"的操作模式。

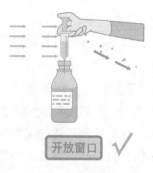

图 2-8　开放窗口

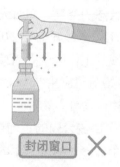

图 2-9　封闭窗口

⑧ 高效过滤器如受潮，会严重影响过滤效果，同时容易产生破损和滋生真菌。所以要注意：在配置操作及清洁消毒的过程中，需避免任何液体溅入高效过滤器；打开安瓿及针剂的方向不得朝向高效过滤器。

⑨ 每完成一袋输液的配置工作后，应清理操作台上的废弃物，用75%酒精消毒台面；每天配置完成后，应彻底清场，用75%酒精消毒。在确保无人的情况下，开启紫外线灯进行灭菌。

⑩ 每月应做一次沉降菌监测，方法：将培养皿打开，放在水平层流台上30min，封盖后进行细菌培养，并对菌落计数。

4.水平层流工作台的维护方法

水平层流工作台的初效过滤器应定期进行清洗或更换；高效过滤器只可以进行更换，不可清洗（均由厂家专业人员完成）。

二、普通药物的分类及临床应用

普通药物主要指除了抗感染药物及危害药品以外的各类药物，主要包括心血管系统药、消化系统药、呼吸系统药、血液系统药、激素类药物、维生素类药物等。现分别列举一些静脉用药调配中心常用的药物如下：

（一）心血管系统药物

1.依达拉奉注射液

【适应证】用于改善急性脑梗死所致的神经症状、日常生活活动能力和功能障碍。

【制剂与规格】5mL：10mg。

【用法用量】每次30mg，2次/日，加入适量0.9%氯化钠注射液中稀释后静脉滴注，30min内滴完，1个疗程不超过14日。尽可能在发病24h内开始给药。

【适宜溶媒】0.9%氯化钠注射液。

【配伍禁忌】禁与氨基酸制剂、高能量输液、抗精神病药（地西泮、苯妥英钠等）配伍。

2.硝酸异山梨酯注射液

【适应证】主要适用于心绞痛和充血性心力衰竭的治疗。

【制剂与规格】5mL：5mg；10mL：10mg。

【用法用量】开始剂量30μg/min，观察0.5～1h，如无不良反应可加倍，1次/日，10日为1个疗程。

【适宜溶媒】0.9%氯化钠注射液或5%葡萄糖注射液。

【配伍禁忌】尚不明确。

（二）消化系统药物

1.奥美拉唑钠

【适应证】主要适用于十二指肠溃疡、胃溃疡、反流性食管炎、食管炎、溃疡等急性上消化道出血。

【制剂与规格】40mg。

【用法用量】每次 40mg，每日 1 或 2 次。滴注时间不少于 20min。

【适宜溶媒】0.9% 氯化钠注射液或 5% 葡萄糖注射液。

【配伍禁忌】禁用其他溶剂或药物溶解和稀释。

2. 还原型谷胱甘肽

【适应证】用于防治药物、放射治疗、酒精和有机磷等引起的组织细胞损伤；对各种原因引起的肝脏损伤具有保护作用。

【制剂与规格】0.3g；0.6g；1.2g；1.8g。

【用法用量】肝脏疾病，肌内注射或静脉滴注，每日 1 或 2 次，轻症每次 0.3g，重症每次 0.6g。可加入 250～500mL 0.9% 氯化钠注射液或 5% 葡萄糖注射液中稀释后使用，滴注时间为 1～2h。

【适宜溶媒】5% 葡萄糖注射液、10% 葡萄糖注射液、5% 葡萄糖氯化钠注射液、0.9% 氯化钠注射液。

【配伍禁忌】禁止与地西泮、维生素 B_{12}、维生素 K_3、抗组胺药、长效磺胺药和四环素、磺胺嘧啶钠、异达比星配伍使用。

（三）呼吸系统药物

1. 注射用多索茶碱

【适应证】支气管哮喘、喘息型慢性支气管炎及其他支气管痉挛引起的呼吸困难。

【制剂与规格】0.1g。

【用法用量】成人每次 200mg，12h 一次，以 25% 葡萄糖注射液稀释至 40mL 缓慢静脉注射，时间应在 20min 以上，5～10 日为一疗程或遵医嘱。也可将本品 300mg 加入 5% 葡萄糖注射液或 0.9% 氯化钠注射液 100mL 中，缓慢静脉滴注，每日一次。

【适宜溶媒】25% 葡萄糖注射液、5% 葡萄糖注射液、0.9% 氯化钠注射液。

【配伍禁忌】禁止与其他黄嘌呤类药物配伍使用。

2. 盐酸氨溴索注射液

【适应证】适用于伴有痰液分泌不正常及排痰功能不良的急慢性呼吸道疾病的祛痰治疗。术后肺部并发症的预防性治疗以及早产儿及新生婴儿呼吸窘迫综合征的治疗。

【制剂与规格】2mL：15mg。

【用法用量】成人及 12 岁以上儿童每次 15mg，每日 2 或 3 次；严重病例可以增至每次 30mg。儿童：6～12 岁每次 15mg，每日 2 或 3 次；2～6 岁每次 7.5mg，3 次 / 日；2 岁以下每次 7.5mg，2 次 / 日。

【适宜溶媒】5% 葡萄糖注射液、0.9% 氯化钠注射液、林格注射液。

【配伍禁忌】不宜与碱性溶液混合。

（四）血液系统药物

1. 肝素钠注射液

【适应证】用于防治血栓形成或栓塞性疾病；各种原因引起的弥散性血管内凝血（DIC）；也用于血液透析、体外循环、导管术、微血管手术等操作中及某些血液标本或器械的抗凝处理。

【制剂与规格】2mL：12500U。

【用法用量】静脉滴注：每日 20000 ～ 40000U，加至氯化钠注射液 1000mL 中持续滴注。滴注前可先静脉注射 5000U 作为初始剂量。

【配伍禁忌】卡那霉素、阿米卡星、柔红霉素、乳糖酸红霉素、硫酸庆大霉素、氢化可的松琥珀酸钠、多黏菌素 B、阿霉素、妥布霉素、万古霉素、头孢孟多、头孢哌酮、头孢噻吩钠、氯喹、氯丙嗪、异丙嗪、麻醉性镇痛药与本品有配伍禁忌。

2. 蔗糖铁注射液

【适应证】本品适用于口服铁剂效果不好而需要静脉铁剂治疗的病人。

【制剂与规格】5mL：100mg（以 Fe 计）。

【用法用量】静脉滴注：1mL 本品最多只能稀释到 20mL 0.9% 氯化钠注射液中，稀释液配好后应立即使用。用量可根据公式计算总的缺铁量，以确定每个病人的给药量。

【适宜溶媒】0.9% 氯化钠注射液。

（五）激素类药物

注射用甲泼尼龙琥珀酸钠

【适应证】除用于某些内分泌疾病的替代治疗外，糖皮质激素仅仅是一种对症治疗的药物。临床上用于抗感染治疗、免疫抑制治疗，治疗血液疾病、休克等。

【制剂与规格】40mg；125mg；500mg。

【用法用量】作为对生命构成威胁的情况的辅助药物时，推荐剂量为 30mg/kg，应至少用 30min 静脉注射。根据临床需要，此剂量可在医院内于 48h 内每隔 4 ～ 6h 重复一次。

【适宜溶媒】5% 葡萄糖注射液、0.9% 氯化钠注射液。

【配伍禁忌】别嘌呤醇钠、盐酸多沙普仑、替加环素、葡萄糖酸钙、维库溴铵、罗库溴铵、顺苯磺阿曲库铵、格隆溴铵、异丙酚与本品有配伍禁忌。

（六）维生素类药物

维生素C注射液

【适应症】用于治疗坏血病，各种急慢性传染性疾病及紫癜等辅助治疗；慢性铁中毒；特发性高铁血红蛋白血症；对维生素 C 的需要量增加时，如：慢性血液透析和胃肠道疾病。

【制剂与规格】5mL：1g。

【用法用量】肌内或静脉注射，成人每次 100 ～ 250mg，每日 1 ～ 3 次；小儿每日 100 ～ 300mg，分次注射。必要时，成人每次 2 ～ 4g，每日 1 ～ 2 次，或遵医嘱。

【配伍禁忌】不宜与碱性药物（如氨茶碱、碳酸氢钠、谷氨酸钠等）；核黄素；三氯叔丁醇；含铜、铁离子（微量）的溶液配伍，以免影响疗效。

（七）其他

氯化钾

【适应证】用于治疗及预防各种原因引起的低钾血症；洋地黄中毒引起频发性、多源性期前收缩或快速心律失常。

【制剂与规格】10mL：1g。

【用法用量】静脉滴注。用于严重低钾血症或不能口服者：补钾剂量、浓度和速度根据临床病情和血钾浓度及心电图缺钾图形改变而定，每日补钾量为 3 ～ 4.5g（40 ～ 60mmol）。在体内缺钾引起严重快速室性异位心律失常时，补钾量可达每日 10g 或以上。

【适宜溶媒】5% 葡萄糖注射液、0.9% 氯化钠注射液、葡萄糖氯化钠注射液、复方氯化钠注射液、乳酸钠注射液、碳酸氢钠注射液。

【配伍禁忌】禁止与甘露醇、阿莫西林、磷霉素钠、两性霉素 B、地西泮、水解蛋白、苯妥英钠、甲泼尼龙琥珀酸钠、兰索拉唑等配伍。

三、普通药物溶液调配操作规程

普通药物的成品输液是在水平层流台中，按照无菌操作要求进行调配。故应将项目一中的"无菌操作规程"及项目二中"水平层流台操作规范"相结合，学习普通药物溶液调配操作规程。

1. 调配前准备

① 在混合调配操作前 30min，开启洁净区空调净化系统和水平层流台风机，并确认其处于正常工作状态。

② 按操作规程更衣后，进入调配间（具体程序见项目一中"操作人员的基本要求"内容），首先用蘸有 75% 酒精的纱布从上到下、由内而外擦拭水平层流台内部的各个部位。

③ 从传递窗中取出摆药筐放入推车，推至水平层流台附近相应的位置。

④ 混合调配前的核对：按输液标签核对药品名称、规格、数量、有效期等的准确性和药品完好性，确认无误后，方可进入混合调配操作程序。

2. 调配操作程序

（1）选用适宜的一次性注射器，拆除外包装，旋转针头连接注射器，将注射器垂直放置于水平层流台的内侧。

（2）用 75% 酒精消毒输液袋（瓶）口，放置于水平层流台的操作区域。

（3）用 75% 酒精消毒安瓿瓶颈或西林瓶胶塞，并在水平层流台侧壁打开安瓿，避免朝向高效过滤器方向打开，以防药液喷溅到高效过滤器上。

（4）调配药液，分为调配安瓿与西林瓶中的药物两种情况，下面分别讲述：

① 从安瓿瓶中抽吸药液，加入输液袋中：Ⅰ.用 75% 酒精消毒安瓿瓶颈，对着层流台侧壁打开安瓿；Ⅱ.使注射器靠在安瓿瓶颈口，拉动针栓，抽吸药液。并将药液通过加药口注入输液袋中，摇匀。注意：如只抽吸部分药液、则必须有标识注明！

② 溶解西林瓶中的药物，加入输液袋中：Ⅰ.用 75% 酒精消毒西林瓶口。Ⅱ.使用注射器抽吸适量溶媒注入西林瓶中，轻轻晃动（或置振荡器上）使药品粉针剂溶解。Ⅲ.用同一注射器抽出药液，通过加药口注入输液袋中，轻轻摇匀。

（5）混合调配完成后，再次核对输液标签上的药品名称、规格、用量等准确无误，调配操作人员在输液标签的相应位置签名或盖章，并将调配好的成品输液、空安瓿（瓶）一并放入摆药筐中。

（6）通过传递窗将成品输液传送至成品核对区，进入成品核对包装程序。

（7）一组输液调配操作完成后，应当立即清洁台面，用蘸有 75% 酒精的纱布擦拭台面，除去残留药液，不得留有与下批输液调配无关的物品。

3. 调配后清洁

每天调配工作结束后及时清场，按清洁消毒操作规程进行清洁、消毒。

4. 静脉用药混合调配注意事项

① 不得采用交叉调配流程。即在同一操作台面上，一人不得同时进行两组（袋、瓶）或两组以上静脉用药混合调配。

② 静脉用药调配所用的药物，如果不是整瓶（支）用量，必须在输液标签上有明显标识并有签章，以便核对人员核对。

③ 如有两种以上粉针剂或注射液需加入同一组输液时，应当严格按药品说明书要求和药品性质顺序加入。

④ 混合调配过程中，如有疑问应立即停止调配，报告当班负责药师或负责人，确认无误后方可重新调配并记录。

任务3　调配多索茶碱注射液成品输液

【工作任务】

调配多索茶碱注射液成品输液的输液单见表 2-1。

表2-1　调配多索茶碱注射液成品输液的输液单

×××××医院静脉输液单		
科室：×××　　　　　　病房：×××		病历：×××
姓名：×××　　　　　　年龄：×××		床号：×××
药品名称	规格	数量
多索茶碱注射液	100mg/ 支	2
0.9% 氯化钠注射液	100mL/ 袋	1
用药时间：×年×月×日　　　　　　　　　　　用法：i.v.gtt		
医生：×××　　　审方：_____　　　摆药：_____		
审核：_____　　配液：_____　　复核：_____		

【任务分析】

一、处方分析

多索茶碱注射液的适宜溶媒有 25% 葡萄糖注射液、5% 葡萄糖注射液、0.9% 氯化钠注射液，本输液单无配伍禁忌。所需药品如图 2-10、图 2-11。

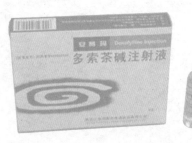

图 2-10　多索茶碱注射液

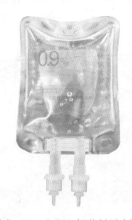

图 2-11　0.9% 氯化钠注射液

二、工作分析

多索茶碱为呼吸系统类普通药物，临床用于支气管哮喘、喘息性慢性支气管炎及其他支气管痉挛引起的呼吸困难。其成品输液的配置在水平层流台中完成。配置过程中要遵守安瓿瓶的操作规范。根据静脉用药调配中心的工作流程，将工作任务分为 6 个子任务，见图 2-12。

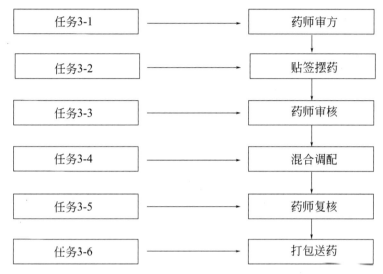

图 2-12　多索茶碱注射液成品输液调配任务分解图

【任务计划】

按照静脉用药调配中心的工作程序要求，将学生分组，由组长带领组员认真学习各任务职责，对工作任务进行讨论，并进行成员分工，对每位成员应完成的工作内容、要求等做出任务表，并作相应评价。如表 2-2。

表2-2　调配多索茶碱注射液成品输液的任务计划表

工作任务名称		调配多索茶碱注射液成品输液		
工作岗位	人员及分工	工作内容	工作要求	评价
审方				
贴签摆药				
审核				
混合调配				
复核				
打包送药				

项目二 普通药物的调配

任务3-1 药师审方

审方岗同学接到处方信息后，从多索茶碱剂型、剂量、配伍禁忌几个方面审核处方的合理性。确认无误后，打印输液单。在审方处签字。

任务3-2 贴签摆药

贴签摆药岗同学将输液单放入摆药筐中，根据输液单进行摆药。先取 100mL 的 0.9% 氯化钠注射液一袋，挤压液体检查有无渗漏，并确认是否与输液单一致，将输液单贴在输液袋背面，不得覆盖字体内容。再根据输液单拿取 100mg/ 支的多索茶碱注射液 2 支。核对无误后，放入摆药筐中。在摆药处签字。

任务3-3 药师审核

审核岗同学再次审核输液单，并对药品名称、规格、数量进行核对。确认无误后签字。将摆药筐放入普通药物及全肠外营养液（TPN）调配间的传递窗中。

任务3-4 混合调配

1. 调配前准备工作

（1）更衣　调配岗同学在一更更换拖鞋，采用七步洗手法洗手；进入二更穿连体洁净服，戴一次性口罩、戴无菌手套。如图 2-13。

（2）进入调配间　先开启照明灯，用蘸有 75% 酒精的纱布擦拭水平层流台内部，顺序是从上到下、由内而外。开启风机运行 30min。

（3）准备材料　注射器、掰盖器、75% 酒精喷壶、灭菌纱布、利器盒。

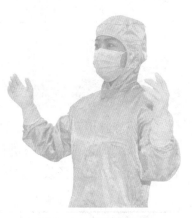

图 2-13　配置前更衣

2. 混合调配

（1）调配前核对　调配岗同学从传递窗中取出摆药筐。按输液标签核对 100mL 的 0.9% 氯化钠注射液，挤压检查输液袋有无渗漏，如图 2-14；检查多索茶碱注射液名称、规格、数量及有效期等，如图 2-15。

（2）调配操作程序

① 消毒　打开输液袋拉环，轻弹安瓿瓶顶端，使药液全部下流，用 75% 酒精消毒安瓿瓶颈及输液袋口。

② 掰盖　用砂轮轻划多索茶碱注射液安瓿瓶小点下方瓶颈（此处容易折断）后，酒精再次消毒，用掰盖器掰开，或直接用手掰开，但要注意手要远离安瓿瓶颈，防止划伤。打开针剂的方向不得朝向高效过滤器，以免药液喷溅污染。如有药液喷溅，拿灭菌纱布及时清洁干净。将安瓿颈部放入利器盒中。

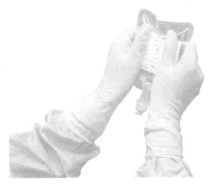

图 2-14　输液检查

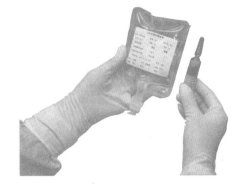

图 2-15　药品检查

③ 抽液　左手的食指和中指夹住安瓿瓶体，右手持注射器，将针头伸入安瓿瓶液面以下，左手拇指和无名指固定注射器前端，右手抽动活塞，抽取药液，期间注意调整安瓿瓶方位，使药液集中到瓶口，方便药液抽吸干净。如图 2-16、图 2-17。注意：抽吸药液时，尽量不要吸入空气；不得用手握住空针活塞，只能持活塞柄。

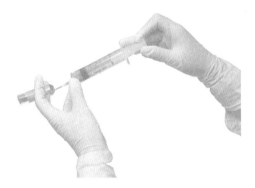

图 2-16　持针手法

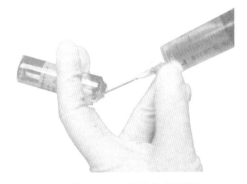

图 2-17　药液集中到瓶口

④ 混匀　左手固定输液瓶，右手持注射器，将吸取的药液注入 0.9% 氯化钠输液袋中，轻轻摇匀。同样将另一支多索茶碱注入输液袋中，混匀，如图 2-18。

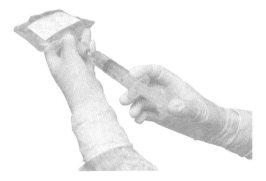

图 2-18　混匀

（3）调配后核对　混合调配完成后，根据输液标签，核对输液澄清度，挤压检查有无渗漏，检查药品名称、规格、用量等，确认无误后签字，并将成品输液、空安瓿瓶一并放入摆药筐内，放入传递窗中。

3. 清场

　　每完成一组输液调配操作后，应当立即清洁台面，用蘸有 75% 酒精的纱布擦拭台面，除去残留药液，不得留有与下批输液调配无关的物品。

任务3-5　药师复核

　　复核岗同学从传递窗中取出摆药筐，按输液标签核对所用输液、药品名称、规格、用量是否相符。检查输液的澄清度，应无变色、混浊、异物等，挤压检查有无渗漏。检查安瓿瓶中有无药液残留，确保给药剂量准确。确认无误后签字。空安瓿瓶丢入利器盒中。

任务3-6　打包送药

　　打包送药岗同学将成品输液进行分类包装，按病区放置于专用容器内，由工勤人员及时送至各病区。

【任务评价】

调配多索茶碱注射液成品输液的任务评价表，见表2-3。

表2-3 调配多索茶碱注射液成品输液的任务评价表

班级：　　　　　姓名：　　　　　学号：　　　　　成绩：

评价细则			评分
职业素养（10分）	着装整齐（2分），佩戴发帽（2分），无头发暴露（2分），举止文明（2分），礼貌用语（2分）		
处方审核（10分）	审核处方的合理性（5分）		
	打印处方（2分），签字（3分）		
贴签摆药（5分）	准确摆药（2分），将输液单贴于输液袋的背面（1分），签字（1分）		
	物品摆放整洁（1分）		
药师审核（5分）	根据输液单检查药品和输液（3分），签字（2分）		
混合调配（60分）	调配前准备（10分）	提前30min开启水平层流台风机（1分）	
		一更：更换拖鞋，摆放整齐（1分），七步洗手法（2分）	
		二更：更衣，洁净服不着地（2分），戴口罩（1分），正确佩戴无菌手套（2分），顺序正确（1分）	
	调配过程（40分）	开机，照明（2分），擦拭水平层流台顺序正确（2分）	
		所需材料摆放正确（2分）	
		按输液标签核对输液（2分），挤压检查输液袋有无渗漏（2分），检查药品名称、规格、数量等（2分）	
		依次正确消毒安瓿瓶（2分），消毒输液袋口（2分），砂轮划痕后，再次消毒（2分）	
		在工作区操作（3分），操作中无皮肤暴露（2分）	
		持针手法正确（3分），进针角度正确（2分），无药液喷溅（3分），药液注入输液袋中，混匀（2分）	
		垃圾分类正确（2分），空安瓿瓶放入摆药筐中（2分）	
		配置后再次核对（2分），签字（1分）	
	调配后清场（10分）	清场，物品归位（3分），垃圾分类正确（2分）	
		擦拭水平层流台（3分），关闭风机、照明、电源（2分）	
药师复核（10分）	着装整齐，佩戴发帽，无头发暴露（2分）		
	检查药液是否抽吸干净（2分），药品、输液和标签是否一致（2分）		
	检查输液成品外观、质量（1分），核对无误签字（1分）		
	垃圾分类正确（1分），物品摆放整洁（1分）		
总分			

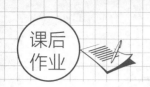

班级：　　　　　姓名：　　　　　学号：　　　　　成绩：

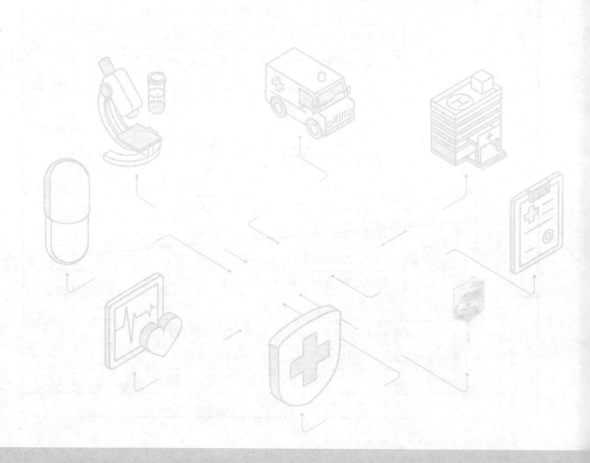

任务4　调配氯化钾注射液成品输液

【工作任务】

调配氯化钾注射液成品输液的输液单，见表2-4。

表2-4　调配氯化钾注射液成品输液的输液单

<table>
<tr><td colspan="3" align="center">×××××医院静脉输液单</td></tr>
<tr><td>科室：×××
姓名：×××</td><td>病房：×××
年龄：×××</td><td>病历：×××
床号：×××</td></tr>
<tr><td align="center">药品名称</td><td align="center">规格</td><td align="center">数量</td></tr>
<tr><td align="center">10% 氯化钾注射液</td><td align="center">1g/ 支</td><td align="center">0.5</td></tr>
<tr><td align="center">复方氯化钠注射液</td><td align="center">500mL/ 瓶</td><td align="center">1</td></tr>
<tr><td colspan="2" align="center">用药时间：× 年 × 月 × 日</td><td>用法：i.v.gtt</td></tr>
<tr><td>医生：×××
审核：_____</td><td>审方：_____
配液：_____</td><td>摆药：_____
复核：_____</td></tr>
</table>

【任务分析】

一、处方分析

氯化钾的适宜溶媒有 5% 葡萄糖注射液、10% 葡萄糖注射液、复方氯化钠注射液等，本输液单无配伍禁忌。所需药品如图 2-19、图 2-20。

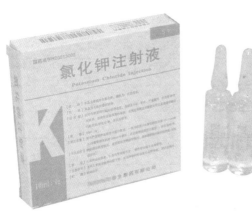

图 2-19　氯化钾注射液

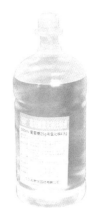

图 2-20　复方氯化钠注射液

项目二

普通药物的调配

二、工作分析

氯化钾注射液为电解质类普通药物，主要用于预防或治疗各种原因引起的低钾血症；洋地黄中毒引起频发性、多源性期前收缩或快速心律失常。其成品输液的配置在水平层流台中完成。根据静脉用药调配中心的工作流程，将工作任务分为6个子任务，见图2-21。

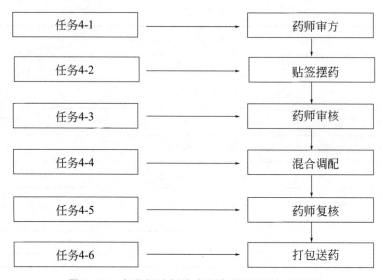

图 2-21　氯化钾注射液成品输液调配任务分解图

【任务计划】

按照静脉用药调配中心的工作程序要求，将学生分组，由组长带领组员认真学习各任务职责，对工作任务进行讨论，并进行成员分工，对每位成员应完成的工作任务内容、要求等做出任务表，并作相应评价。如表2-5。

表2-5　调配氯化钾注射液成品输液的任务计划表

工作任务名称		调配氯化钾注射液成品输液		
工作岗位	人员及分工	工作内容	工作要求	评价
审方				
贴签摆药				
审核				
混合调配				
复核				
打包送药				

【任务实施】

任务4-1 药师审方

审方岗同学接到处方信息后，从氯化钾注射液剂型、剂量、配伍禁忌等几个方面审核处方的合理性。确认无误后，打印出输液单。在审方处签字。

任务4-2 贴签摆药

贴签摆药岗同学将输液单放入摆药筐中，根据输液单进行摆药。先取500mL复方氯化钠注射液一瓶，挤压液体检查有无渗漏，并确认是否与输液单一致，将输液单贴在输液瓶背面，不得覆盖字体内容。再根据输液单拿取10mL的10%氯化钾注射液1支。核对无误后，放入摆药筐中。在摆药处签字。

任务4-3 药师审核

审核岗同学再次审核输液单，并对药品名称、规格、数量进行核对，确认无误后签字。将药筐放入普通药物及TPN调配间的传递窗中。

任务4-4 混合调配

1. 调配前准备工作

（1）更衣　调配岗同学在一更更换拖鞋，采用七步洗手法洗手；在二更穿连体洁净服，戴一次性口罩，一次性无菌手套。

（2）进入调配间　先开启照明灯，用蘸有75%酒精的纱布擦拭水平层流台内部，顺序是从上到下、由内而外。开启风机运行30min。

（3）准备材料　注射器、掰盖器、75%酒精喷壶、灭菌纱布、利器盒。

2. 混合调配

（1）调配前核对　调配岗同学从传递窗中取出摆药筐。按输液标签核对复方氯化钠注射液，挤压检查输液瓶有无渗漏，检查10%氯化钾注射液名称、规格、数量、有效期等。

（2）调配操作程序

① 消毒　打开输液瓶拉环，轻弹10%氯化钾注射液安瓿瓶顶端，使药液全部下流，用75%酒精消毒安瓿瓶颈及输液袋口。

② 掰盖　用砂轮轻划安瓿瓶小点下方瓶颈（此处容易折断），酒精再次消毒，用掰盖器掰开，或直接用手掰开。打开针剂的方向不得朝向高效过滤器，以免污染。将安瓿颈部放入利器盒中。

③ 抽液　左手的食指和中指夹住安瓿瓶体，右手持注射器，注射器刻度线朝上，将针头伸入安瓿瓶液面以下，左手拇指和无名指固定注射器前端，右手抽动活塞，抽吸药液时，不得用手握住空针活塞，只能持活塞柄。抽取5mL氯化钾注射液，观察

注射器刻度线，使活塞上沿正对 5mL 的刻度线，注意不要吸入空气。

④ 混匀　左手固定输液瓶，右手持注射器，将已吸取的 5mL 药液垂直注入输液瓶中，混匀。再用注射器将剩余的 5mL 药液抽吸干净。

（3）调配后核对　混合调配完成后，根据输液标签，再次核对药品名称、用量、输液澄清度，挤压检查有无渗漏。在零散量处签章，同时确认无误后签字。

本次任务中，氯化钾注射液配置半支，剩余半支留存到注射器中，与空安瓿瓶一并放入摆药筐中，从传递窗传出。以便后期核对。

氯化钾成品输液的混合调配具体操作请扫二维码查看。

氯化钾成品输液的混合调配

3. 清场

每完成一组输液调配操作后，应当立即清洁台面，用蘸有 75% 酒精的纱布擦拭台面，除去残留药液，不得留有与下批输液调配无关的药物、余液、用过的注射器和其他物品。

任务4-5　药师复核

复核岗同学从传递窗中取出摆药筐，按输液标签核对所用输液、药品名称、规格等。尤其注意检查注射器中是否存留 5mL 的氯化钾注射液，确保给药剂量准确。检查输液的澄清度，挤压检查有无渗漏。确认无误后签字。空安瓿瓶丢入利器盒中。

任务4-6　打包送药

打包送药岗同学将成品输液进行分类包装，按病区放置于专用容器内，由工勤人员及时送至各病区。

【任务评价】

调配氯化钾注射液成品输液的任务评价表，见表2-6。

表2-6 调配氯化钾注射液成品输液的任务评价表

班级：　　　　　姓名：　　　　　学号：　　　　　成绩：

评价细则			评分
职业素养（10分）	着装整齐（2分），佩戴发帽（2分），无头发暴露（2分），举止文明（2分），礼貌用语（2分）		
处方审核（10分）	审核处方的合理性（5分）		
	打印处方（2分），签字（3分）		
贴签摆药（5分）	准确摆药（2分），将输液单贴于输液瓶的背面（1分），签字（1分）		
	物品摆放整洁（1分）		
药师审核（5分）	根据输液单检查药品和输液（3分），签字（2分）		
混合调配（60分）	调配前准备（10分）	提前30min开启水平层流台风机（1分）	
		一更：更换拖鞋，摆放整齐（1分），七步洗手法（2分）	
		二更：更衣，洁净服不着地（2分），戴口罩（1分），正确佩戴无菌手套（2分），顺序正确（1分）	
	调配过程（40分）	开机，照明（2分），擦拭水平层流台顺序正确（2分）	
		所需材料摆放正确（2分）	
		按输液标签核对输液（2分），挤压检查输液瓶有无渗漏（2分），检查药品名称、规格、数量（2分）	
		依次正确消毒安瓿瓶（2分），消毒输液瓶口（2分），砂轮划痕后，再次消毒（2分）	
		在工作区操作（2分），操作中无皮肤暴露（1分）	
		持针手法正确（2分），进针角度正确（2分），无药液喷溅（2分），药液注入输液瓶中，混匀（2分）	
		药液配置量正确（2分），剩余药液抽吸到注射器中（2分）	
		垃圾分类正确（2分），空安瓿瓶与剩余药液放入摆药筐中（2分）	
		配置后再次核对（2分），签字（1分）	
	调配后清场（10分）	清场，物品归位（3分），垃圾分类正确（2分）	
		擦拭水平层流台（3分），关风机、照明、电源，关闭前窗（2分）	
药师复核（10分）	着装整齐，佩戴发帽，无头发暴露（2分）		
	检查药液是否抽吸干净（2分），药品、输液和标签是否一致（2分）		
	检查输液成品外观、质量（1分），核对无误签字（1分）		
	垃圾分类正确（1分），物品摆放整洁（1分）		
总分			

班级：　　　　　姓名：　　　　　学号：　　　　　成绩：

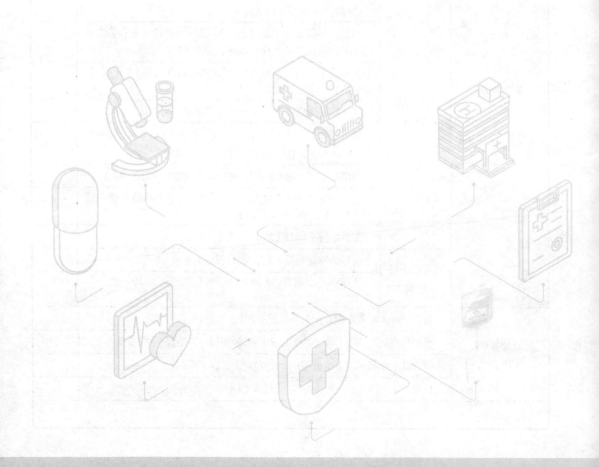

实训报告

班级：　　　　　　姓名：　　　　　　学号：　　　　　　成绩：

实训任务	
实训目的	
实训材料	
实训步骤	

项目二

普通药物的调配

续表

注意事项	
反思	

【项目评价】

一、选择题

（一）单项选择题

1. 下列不在水平层流台中配置的是（　　）。
   A. 氯化钾注射液　　　　　　　　B. 复方甘草酸苷注射液
   C. 硝酸异山梨酯注射液　　　　　D. 注射用盐酸柔红霉素
   E. 注射用阿替普酶

2. 水平层流台内的洁净级别为（　　）。
   A. 百级　　　　　　　　B. 万级　　　　　　　　C. 十万级
   D. 百万级　　　　　　　E. 千万级

3. 水平层流台的气流方向是（　　）。
   A. 自上而下，垂直层流　　　　　B. 由内而外，水平层流
   C. 由外而内，水平层流　　　　　D. 自下而上，垂直层流
   E. 自上而下，垂直素流

4. 多索茶碱注射液属于（　　），在（　　）中配置。
   A. 普通药物；水平层流台　　　　B. 抗感染药物；水平层流台
   C. 普通药物；生物安全柜　　　　D. 抗感染药物；生物安全柜
   E. 危害药品；生物安全柜

5. 关于多索茶碱注射液配置，以下说法错误的是（　　）。
   A. 多索茶碱注射液临床用于支气管哮喘、喘息性慢性支气管炎及其他支气管痉挛引起的呼吸困难
   B. 多索茶碱注射液空安瓿瓶丢入垃圾袋中
   C. 多索茶碱注射液配置的工作流程包括药师审方、贴签摆药、药师审核、混合调配、药师复核、打包送药
   D. 调配药师需要穿连体洁净服，戴手套、口罩，在水平层流台中配置
   E. 多索茶碱注射液配置时需遵循无菌操作规范

6. 氯化钾注射液配置时所用器材不包括（　　）。
   A. 注射器　　　　　　　　B. 掰盖器　　　　　　　　C.75% 酒精喷壶
   D. 利器盒　　　　　　　　E. 振荡器

7. 以下说法错误的是（　　）。
   A. 氯化钾注射液临床用于治疗及预防各种原因引起的低钾血症
   B. 吸取药液时，注射器针尖伸入安瓿瓶液面以下，便于药液吸出
   C. 持针手法为：左手的食指和中指夹住安瓿瓶体，右手持注射器，左手拇指和无名指固定注射器前端

D. 安瓿瓶小点下方瓶颈处容易折断

E. 用砂轮轻划安瓿瓶小点下方瓶颈后，无需用酒精再次消毒

8. 以下说法错误的是（　　　）。

A. 发现不适宜医嘱或不合理用药时，药师不可以修改医嘱

B. 洗手是整个操作过程中无菌控制的关键一步，应遵循七步洗手法

C. 配置时打开针剂的方向不得朝向高效过滤器

D. 医嘱审核岗位应由主管以上药师担任，对处方的正确性和适宜性负责

E. 复核药师需按输液标签核对所用输液、药品名称、规格、用量是否相符

9. 高效过滤器在水平层流台的（　　　）。

A. 顶部　　　　　B. 左面　　　　　C. 右面　　　　　D. 后方　　　　　E. 下面

（二）多项选择题

1. 以下说法正确的是（　　　）。

A. 输液单贴在输液袋背面，不得覆盖字体内容

B. 调配药师在一更更换拖鞋，采用七步洗手法洗手

C. 调配药师在二更穿连体洁净服，戴一次性口罩和无菌手套

D. 在混合调配操作前10min，开启水平层流台净化系统

E. 用75%酒精擦拭水平层流台内部，顺序是从上到下、由内而外

2. 关于复方氯化钠注射液，以下说法正确的是（　　　）。

A. 为复方制剂，每100mL含氯化钠850mg、氯化钾30mg、氯化钙33mg

B. 由英国生理学家林格所发明，又称为林格氏液

C. 比生理盐水成分完全，可代替生理盐水使用

D. 可以调节体液、电解质及酸碱平衡

E. 为高渗溶液

二、简答题

1. 简述水平层流台操作规范。

2. 简述多索茶碱注射液调配的工作流程。

项目三　抗感染药物的调配

知识目标

1. 掌握抗感染药物成品输液的分类、适宜溶剂及调配流程。
2. 熟悉生物安全柜的结构和工作原理。
3. 了解抗感染药物的临床应用及不良反应。

技能目标

1. 学会抗感染药物成品输液的调配流程、无菌操作方法。
2. 学会生物安全柜的操作使用方法和简单维护。

情感目标

1. 培养学生无菌操作意识，并在操作练习中培养药学人精益求精的"工匠精神"。
2. 在小组协作中培养学生的团队精神。

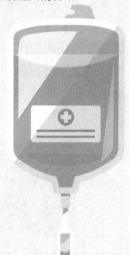

【任务资讯】

一、认识生物安全柜

1. 什么是生物安全柜

生物安全柜（biological safety cabinet，BSC）为负压过滤排风柜，它广泛应用于医药、临床、微生物及工业实验室。其主要功能是在创造一个百级层流洁净环境的同时，实现安全防护隔离，保护操作者和环境免受危害。在西方发达国家医院最先应用该种设备进行危害药品的配置。

我国于 2006 年正式实施的《中华人民共和国医药行业标准：生物安全柜（YY 0569—2005）》，根据气流及隔离屏障设计结构，将生物安全柜分为Ⅰ级、Ⅱ级、Ⅲ级三个等级。

Ⅰ级生物安全柜：保护工作人员和环境而不保护样品，其气流原理和实验室通风橱基本相同，不同之处在于排气口安装有 HEPA 过滤器，过滤外排气流从而防止微生物气溶胶扩散造成污染。Ⅰ级生物安全柜内部无风机，依赖外接通风管中的风机带动气流，目前已较少使用。

Ⅱ级生物安全柜：目前应用最广泛的柜型，其根据入口气流风速、排气方式和循环方式的不同可分为 4 个级别：A1 型、A2 型、B1 型和 B2 型，所有的Ⅱ级生物安全柜都可提供对工作人员、环境和产品的保护。静脉用药调配中心常用Ⅱ级生物安全柜，其中 A2、B2 两种类型应用最广泛。

Ⅲ级生物安全柜：为生物安全防护等级为 4 级的实验室而设计的，柜体完全气密，工作人员通过连接在柜体的手套进行操作，俗称手套箱，实验品通过双门的传递箱进出安全柜以确保不受污染，适用于高风险的生物实验，如，进行 SARS、埃博拉病毒相关实验等。Ⅱ、Ⅲ级生物安全柜结构示意图如图 3-1、图 3-2。

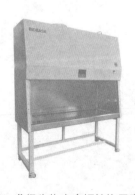
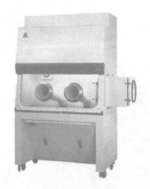

图 3-1　Ⅱ级生物安全柜结构示意图　　图 3-2　Ⅲ级生物安全柜结构示意图

鉴于我国医院内药物使用的实际情况，一般建议在Ⅱ级 A2 型及以上生物安全柜内进行有潜在危害的药物配置，如抗感染药物、危害药品等。

2. 生物安全柜的工作原理

生物安全柜通过顶部的高效过滤器过滤 99.99% 的 0.3μm 以上的微粒，使操作空间形成局部百级的洁净环境，洁净空气自上而下吹到台面上，外界环境气流不可以流经或覆盖工作台面，从而保护药品免受污染，且其通过工作台表面的气流形成相对负压，将污染空气隔绝在柜内，有利于保护操作者并使室内环境免受污染。生物安全柜的各部分结构见图 3-3。

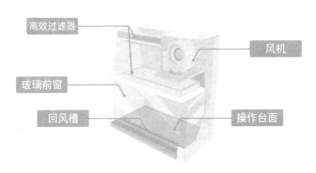

图 3-3　生物安全柜的各部分结构

下面介绍静脉用药调配中心应用最广泛的 Ⅱ 级 A2 和 B2 型两种生物安全柜：

Ⅱ 级 A2 型生物安全柜：其顶部的风机运转，带动从回风槽进入的空气通过高效过滤器，洁净空气垂直吹到台面上，使操作台空间形成局部百级的洁净环境，保护药品免受污染，洁净空气流经物品后成为污染空气，部分污染空气及室内空气一同进入回风槽，向上流动进入风机，70% 空气重新净化进入洁净区，30% 空气净化后排出室内。工作原理示意图如图 3-4。

Ⅱ 级 B2 型生物安全柜与 A2 型的不同之处在于气流处理方式不同，A2 型有 70% 污染空气经高效过滤器处理后进行循环使用，而 B2 型的污染空气全部经排风高效过滤器后排出室外，充分保证了操作者和药品安全，故常用于危害药品的配置。工作原理示意图如图 3-5。

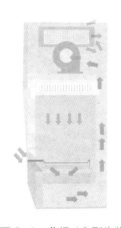
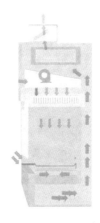

图 3-4　Ⅱ 级 A2 型生物安全柜工作原理示意图　　图 3-5　Ⅱ 级 B2 型生物安全柜工作原理示意图

生物安全柜的工作原理，请扫二维码查看。

生物安全柜的工作原理

3. 生物安全柜操作规范

在静脉用药调配中心，主要使用 II 级 A2 型及以上生物安全柜进行有潜在危害的药物，如抗感染药物、危害药品的调配。生物安全柜最好全天 24h 保持运转状态，或至少在使用前提前半小时启动机器，以保证实现其工作区域内的百级环境。

配置人员在操作时应穿戴连体洁净服、无菌手套和口罩，采用正确的无菌操作技术，尽量减少药物气雾或残留物的产生，这是保护操作者安全的最重要途径。具体操作规范如下：

① 操作开始前，应先用 75% 酒精擦拭生物安全柜内部的顶部、内侧、两侧及台面，顺序为从上到下，由内而外。

② 尽量避免在工作台面上摆放过多的物品，大件物品之间的摆放距离应为 150mm 左右，诸如输液袋等；小件物品之间的摆放距离应为 50mm 左右，诸如安瓿或西林瓶等。

③ 在生物安全柜内进行药物配置操作时，应拉下前窗，并低于安全警戒线，以保证操作区域内负压及百级的净化要求。见图 3-6、图 3-7。

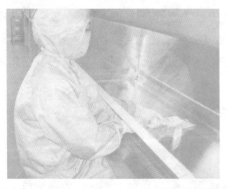

图 3-6 生物安全柜中药品调配操作图

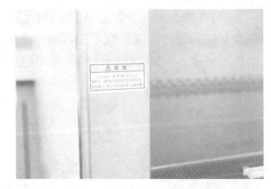

图 3-7 生物安全柜安全线标识

④ 所有的药物配置操作必须在离工作台外沿 20cm，离内沿 8～10cm，并离台面至少 10～15cm 的区域内进行。

⑤ 安瓿用砂轮切割后、西林瓶外盖打开后，应用 75% 酒精擦拭消毒，打开针剂的方向不得朝向高效过滤器，调配过程中应避免任何液体溅入高效过滤器。

⑥ 在生物安全柜内进行配置操作时，关键部位应享受到最洁净的气流，也就是说无菌物品与高效过滤器之间应无任何阻碍，即在操作过程中保持"开放窗口"。

⑦ 每完成一袋输液的配置工作后，应清理操作台上的废弃物，并用清水擦拭清洁，再用 75% 酒精消毒台面及双手。

⑧ 每天配置完成后，应彻底清场，先用清水擦拭清洁，再用 75% 酒精擦拭。并要定期对风道内进行清洁，清洁时先将生物安全柜关闭，卸下回风槽，先用清水清洗，再用 75% 酒精消毒。

⑨ 在确保没有人员在场的情况下，开启紫外线灭菌灯。

⑩ 生物安全柜每月应做一次沉降菌监测，方法：将培养皿打开，放置在操作台上 30min，封盖后进行细菌培养并对菌落计数。

4.生物安全柜的维护方法

随着高效过滤器使用时间的增加，内部积累的尘粒量也增加，导致阻力增大风速减小，当风速衰减到要求的数值以下时，就要更换高效过滤器；另外，当高效过滤器的滤芯有损伤或四周密封不严造成渗漏时，也应更换高效过滤器。这些维修保养都需要拆卸高效过滤器，需由专业的厂家完成。

二、抗感染药物的分类和临床应用

抗感染药物系指具有杀灭或抑制各种病原微生物作用的药物，主要分为抗菌药、抗真菌药及抗病毒药三大类。其中抗菌药按照其来源，可分为抗生素及合成抗菌药。抗生素主要包括 β- 内酰胺类（包括青霉素类、头孢菌素类及新型 β- 内酰胺酶类）、氨基糖苷类、四环素类、氯霉素类、大环内酯类、林可霉素类、糖肽类及其他抗生素等。合成抗菌药物主要包括磺胺类、喹诺酮类、硝基咪唑类、抗结核药等。现将静脉用药调配中心常用的药物叙述如下：

（一）β-内酰胺类

1. 哌拉西林

【适应证】适用敏感肠杆菌科细菌、铜绿假单胞菌、不动杆菌属所致的败血症、上尿路及复杂性尿路感染、呼吸道感染、胆道感染、腹腔感染、盆腔感染等。

【制剂与规格】注射用哌拉西林钠（按哌拉西林计）：0.5g；1.0g；2.0g。

【用法用量】成人轻中度感染，一日 4 ～ 8g，分 2 ～ 4 次静脉注射或静脉滴注；严重感染及腹腔感染、妇科感染等，剂量为每 4 ～ 6h 3 ～ 4g 静脉滴注，成人一日最大剂量不可超过 24g。

【适宜溶媒】0.9% 氯化钠注射液、5% 葡萄糖注射液、5% 葡萄糖氯化钠注射液。

2. 头孢唑林

【适应证】属于第一代头孢类抗生素，适用于治疗敏感细菌所致的中耳炎、支气管炎、肺炎等呼吸道感染、尿路感染、皮肤软组织感染、骨和关节感染、败血症、感染性心内膜炎、肝胆系统感染及眼、耳、鼻、喉科等感染。

【制剂与规格】注射用头孢唑林钠（按头孢唑林计）：0.5g；1g；2g；3g。

【用法用量】成人常规剂量一次 0.5 ～ 1g，一日 2 ～ 4 次；严重感染者可增至一日 6g，2 ～ 4 次静脉给予。

【适宜溶媒】0.9% 氯化钠注射液、5% 葡萄糖注射液、10% 葡萄糖注射液、5% 葡萄糖氯化钠注射液、林格注射液。

3. 头孢呋辛

【适应证】属于第二代头孢类抗生素，本品可用于敏感菌所致的呼吸道及耳鼻喉感染、尿路感染、皮肤及软组织感染、败血症、脑膜炎、淋病、骨及关节感染等。

【制剂与规格】注射用头孢呋辛钠（按头孢呋辛计）：0.25g；0.75g；1.5g；2.25g。

【用法用量】成人常规剂量一次 0.75 ～ 1.5g，一日 3 次，疗程 5 ～ 10 天；严重感染可增至一次 1.5g，一日 4 次。

【适宜溶媒】0.9% 氯化钠注射液、5% 葡萄糖注射液、5% 葡萄糖氯化钠注射液。

4. 头孢哌酮

【适应证】属于第三代头孢类抗生素，适用于敏感菌所致的各种感染如肺炎及其他下呼吸道感染、尿路感染、胆道感染、皮肤软组织感染、败血症、腹膜炎、盆腔感染等，后两者宜与抗厌氧菌药联合应用。

【制剂与规格】注射用头孢哌酮钠（按头孢哌酮计）：0.25g；0.5g；lg；2g。

【用法用量】成人常规剂量一次 1 ～ 2g，一日 2 次，严重感染一次 2 ～ 3g。

【适宜溶媒】0.9% 氯化钠注射液、5% 葡萄糖注射液、10% 葡萄糖注射液、5% 葡萄糖氯化钠注射液和乳酸钠林格注射液。

5. 头孢他啶

【适应证】属于第三代头孢类抗生素，用于敏感革兰阴性杆菌所致的败血症、下呼吸道感染、腹腔和胆道感染、复杂性尿路感染和严重皮肤软组织感染等。对于由多种耐药革兰阴性杆菌引起的免疫缺陷者感染、医院内感染以及革兰阴性杆菌或铜绿假单胞菌所致中枢神经系统感染尤为适用。

【制剂与规格】注射用头孢他啶：0.5g；1g；1.5g；2g。

【用法用量】成人常规剂量一日 1 ～ 6g，分 2 ～ 3 次给予；儿童 2 个月以上，一日 30 ～ 100mg/kg，分 2 ～ 3 次给药；新生儿至 2 个月龄的婴儿，一日 25 ～ 60mg/kg。

【适宜溶媒】0.9% 氯化钠注射液、5% 葡萄糖注射液、10% 葡萄糖注射液、5% 葡萄糖氯化钠注射液、林格注射液、乳酸钠林格注射液。

6. 头孢吡肟

【适应证】属于第四代头孢类抗生素，本品可用于治疗成人和 2 月龄至 16 岁儿童敏感细菌引起的中重度感染，包括下呼吸道感染、单纯性下尿路感染和复杂性尿路感染，非复杂性皮肤和皮肤软组织感染，复杂性腹腔内感染，妇产科感染，败血症，以及中性粒细胞减少伴发热患者的经验治疗。

【制剂与规格】注射用盐酸头孢吡肟（按头孢吡肟计）：0.5g；1g；2g。

【用法用量】成人常规剂量一次 1 ～ 2g，每 12h 一次，疗程 7 ～ 10 天。

【适宜溶媒】5% 葡萄糖注射液、10% 葡萄糖注射液、5% 葡萄糖氯化钠注射液、0.9% 氯化钠注射液和林格注射液。

7. 拉氧头孢

【适应证】本品用于敏感菌引起的各种感染，如败血症、脑膜炎、呼吸系统感染，消化系统感染，腹腔内感染，泌尿系统及生殖系统感染症等，皮肤及软组织感染，骨、关节感染及创伤感染。

【制剂与规格】注射用拉氧头孢钠：0.25g；0.5g；1g。

【调配方法】静脉滴注液：一次用量溶解后用 100mL 适宜溶媒或右旋糖酐 40 注射液稀释。

【用法用量】成人常规剂量一次 1g，一日 2 次；重症感染日剂量可增至 4g。

【适宜溶媒】5% 葡萄糖注射液和 0.9% 氯化钠注射液。

8. 亚胺培南-西司他丁

【适应证】本品适用于由敏感细菌所引起的腹腔内感染，妇科感染，败血症，泌尿生殖道感染，骨关节感染及皮肤软组织感染，心内膜炎。

【制剂与规格】注射用亚胺培南 - 西司他丁钠（以亚胺培南含量计）：0.25g；0.5g；1g。

【用法用量】成人常规剂量一日 1 ～ 2g，分 3 ～ 4 次给予。

【适宜溶媒】5% 葡萄糖注射液、10% 葡萄糖注射液、5% 葡萄糖氯化钠注射液和 0.9% 氯化钠注射液。

9. 头孢西丁

【适应证】适用于对本品敏感的细菌引起的上下呼吸道感染；泌尿道感染包括无并发症的淋病；腹膜炎以及其他腹腔内、盆腔内感染；败血症（包括伤寒）；妇科感染；骨、关节软组织感染；心内膜炎。尤其适用于需氧及厌氧菌混合感染。

【制剂与规格】注射用头孢西丁钠：1g；2g。

【用法用量】成人常规剂量每 6 ～ 8h 1 ～ 2g。

【适宜溶媒】5% 葡萄糖注射液、10% 葡萄糖注射液和 0.9% 氯化钠注射液。

（二）氨基糖苷类

依替米星

【适应证】适用于对其敏感的大肠埃希菌、克雷伯氏肺炎杆菌、沙雷氏杆菌属、枸橼酸杆菌、肠杆菌属、不动杆菌属、变形杆菌属、流感嗜血杆菌、铜绿假单胞菌和葡萄球菌等引起的各种感染。

【制剂与规格】硫酸依替米星注射液：1mL∶50mg（5 万 U）；2mL∶100mg（10 万 U）；4mL∶200mg（20 万 U），硫酸依替米星氯化钠注射液：100mL∶50mg；100mL∶100mg；250mL∶100mg。注射用硫酸依替米星：50mg；100mg。

【用法用量】成人常规剂量一日 200 ～ 300mg，分 1 ～ 2 次给药，疗程 5 ～ 10 日。

本品不宜直接静脉推注，以免产生神经肌肉阻滞和呼吸抑制作用。

【适宜溶媒】5% 葡萄糖注射液和 0.9% 氯化钠注射液。

（三）大环内酯类

阿奇霉素

【适应证】化脓性链球菌引起的急性咽炎、急性扁桃体炎；敏感细菌引起的鼻窦炎、中耳炎、急性支气管炎、慢性支气管炎急性发作；肺炎链球菌、流感嗜血杆菌以及肺炎支原体所致的肺炎；沙眼衣原体及非多种耐药淋病奈瑟菌所致的尿道炎和宫颈炎；敏感细菌引起的皮肤软组织感染。

【制剂与规格】注射用阿奇霉素：125mg；250mg；500mg。阿奇霉素注射液：2mL：100mg；5mL：250mg；2mL：250mg；2.5mL：250mg；2mL：500mg。

【用法用量】成人社区获得性肺炎及盆腔炎一次 500mg，一日 1 次。至少连续用药 2 日，继之转为口服。本品不宜肌内注射给药。

【适宜溶媒】5% 葡萄糖注射液和 0.9% 氯化钠注射液。

（四）糖肽类

万古霉素

【适应证】本品适用于耐甲氧西林金黄色葡萄球菌及其他细菌所致的感染：败血症、感染性心内膜炎、骨髓炎、关节炎、灼伤或手术创伤等浅表性继发感染、肺炎、肺脓肿、脓胸、腹膜炎、脑膜炎。

【制剂与规格】注射用盐酸万古霉素：500mg；1000mg。

【用法用量】成人全身感染：每 6h 7.5mg/kg，或每 12h 15mg/kg；中枢神经系统葡萄球菌感染：最高剂量为一日 60mg/kg，分次给药。

【适宜溶媒】5% 葡萄糖注射液和 0.9% 氯化钠注射液。

（五）合成抗菌药物类

奥硝唑

【适应证】由脆弱拟杆菌、普通拟杆菌、梭状芽孢杆菌、真杆菌、消化球菌和消化链球菌、幽门螺杆菌、黑色素拟杆菌等敏感厌氧菌所引起的多种感染性疾病；手术前预防感染和手术后厌氧菌感染的治疗；消化系统严重阿米巴虫病，如阿米巴痢疾、阿米巴肝脓肿等。

【制剂与规格】注射用奥硝唑：250mg。奥硝唑氯化钠注射液：100mL（奥硝唑 250mg，氯化钠 860mg）；100mL（奥硝唑 500mg，氯化钠 830mg）；100mL（奥硝唑 500mg，氯化钠 850mg）。

【用法用量】成人治疗厌氧菌引起的感染及严重阿米巴病，初始剂量为 500 ~ 1000mg，然后每 12h 500mg，连用 3 ~ 6 天。

【适宜溶媒】5% 葡萄糖注射液、10% 葡萄糖注射液和 0.9% 氯化钠注射液。

（六）抗真菌和抗病毒类

1. 伏立康唑

【适应证】侵袭性曲霉病；对氟康唑耐药的念珠菌引起的严重侵袭性感染（包括克柔念珠菌）；由足放线病菌属和镰刀菌属引起的严重感染。本品应主要用于治疗免疫缺陷患者中进行性的、可能威胁生命的感染。

【制剂与规格】注射用伏立康唑：50mg；100mg；200mg。

【用法用量】成人第 1 日给予负荷剂量一次 6mg/kg，每 12h 1 次，24h 后给予维持剂量一次 4mg/kg，一日 2 次。

【适宜溶媒】5% 葡萄糖注射液、5% 葡萄糖氯化钠注射液、0.9% 氯化钠注射液和乳酸钠林格注射液。

2. 更昔洛韦

【适应证】用于免疫功能缺陷者（包括艾滋病患者）发生的巨细胞病毒性视网膜炎，预防可能发生于接受器官移植者的巨细胞病毒感染。

【制剂与规格】注射用更昔洛韦：0.05g；0.125g；0.25g；0.5g。更昔洛韦氯化钠注射液：100mL(更昔洛韦 0.05g，氯化钠 0.9g)；100mL(更昔洛韦 0.1g，氯化钠 0.9g)；250mL （ 更昔洛韦 0.25g，氯化钠 2.25g)。

【用法用量】成人诱导治疗：5mg/kg，每 12h 1 次，连用 14 ～ 21 日；维持治疗：5mg/kg，一日 1 次，每周用药 7 日；或 6mg/kg，一日 1 次，每周用药 5 日，静脉滴注一次最大剂量为 6mg/kg。

【适宜溶媒】5% 葡萄糖注射液、0.9% 氯化钠注射液、林格注射液、乳酸钠林格注射液。

【配伍禁忌】本品与哌拉西林钠、三唑巴坦钠、头孢噻肟钠、盐酸头孢吡肟、氨曲南、膦甲酸钠、阿糖胞苷、盐酸多柔比星、磷酸氟达拉滨、盐酸吉西他滨、酒石酸长春瑞滨、氨磷汀、盐酸昂丹司琼、沙格司亭、阿地白介素、他克莫司及其他含尼泊金酯类物质等呈配伍禁忌。

三、抗感染药物调配操作规程

抗感染药物的成品输液是在生物安全柜中，按照无菌操作要求进行调配。故应将项目一中的"无菌操作规程"及项目三中"生物安全柜操作规范"相结合，学习抗感染药物调配操作规程。

1. 调配前准备

① 在混合调配操作前 30min，开启洁净区空调净化系统和生物安全柜风机，并确认其处于正常工作状态。

② 按操作规程更衣后，进入洁净区调配间（具体程序见项目一中"操作人员的基本要求"内容），首先开启生物安全柜照明，并用蘸有 75% 酒精的纱布按从上到下、

由内而外的顺序擦拭生物安全柜内部，并擦拭前窗玻璃内侧、回风槽。

③ 从传递窗中取出摆药筐放入推车，推至生物安全柜附近相应的位置工作区域内，并准备整个配置过程所需的注射器、掰盖器、酒精喷壶、纱布等。

④ 混合调配前的核对：按输液标签核对药品名称、规格、数量、有效期等，确认无误后，方可进入混合调配操作程序。

2. 调配操作程序

（1）用 75% 酒精消毒输液袋的加药口后放置在生物安全柜的中央区域。

（2）选用适宜的一次性注射器，拆除外包装，旋转针头连接注射器，将注射器放在铺好的无菌盘内。

（3）调配药液，分为调配安瓿与西林瓶中的药物两种情况，下面分别讲述：

① 从安瓿瓶中抽吸药液，加入输液袋中：Ⅰ.用 75% 酒精消毒安瓿瓶颈，对着层流台侧壁打开安瓿；Ⅱ.使注射器靠在安瓿瓶颈口，拉动活塞，抽吸药液。并将药液通过加药口注入输液袋中，摇匀。注意：如只抽吸部分药液、则必须有标识注明！

② 溶解西林瓶中的药物，加入输液袋中：Ⅰ.用 75% 酒精消毒西林瓶口。Ⅱ.使用注射器抽吸适量溶媒注入西林瓶中，轻轻晃动（或置振荡器上）使药品粉针剂溶解。Ⅲ.用同一注射器抽出药液，通过加药口注入输液袋中，轻轻摇匀。

（4）将调配好的成品输液，空西林瓶、安瓿瓶放入摆药筐内，在输液标签上签字确认。

（5）通过传递窗将成品输液送出给核对药师核对。

3. 调配后清洁

每天调配工作结束后，及时清场，按清洁消毒操作规程进行清洁、消毒。

任务5　调配头孢他啶注射液成品输液

【工作任务】

调配头孢他啶注射液成品输液的输液单，见表3-1。

表3-1　调配头孢他啶注射液成品输液的输液单

×××××医院静脉输液单		
科室：×××　　　　　病房：×××　　　病历：×××		
姓名：×××　　　　　年龄：×××　　　床号：×××		
药品名称	规格	数量
注射用头孢他啶	1g/支	2
5%葡萄糖注射液	250mL/瓶	1
用药时间：×年×月×日　　　　　　　　　用法：i.v.gtt		
医生：×××　　　审方：_____　　摆药：_____		
审核：_____　　配液：_____　　复核：_____		

【任务分析】

一、处方分析

注射用头孢他啶的适宜溶媒有5%葡萄糖注射液、10%葡萄糖注射液、5%葡萄糖氯化钠注射液、0.9%氯化钠注射液、林格注射液、乳酸钠林格注射液。本输液单无配伍禁忌，所需药品如图3-8、图3-9。

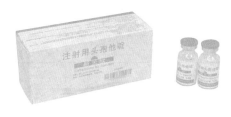
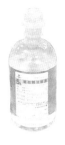

图3-8　注射用头孢他啶　　　　　　　　图3-9　5%葡萄糖注射液

二、工作分析

头孢他啶为半合成的第三代头孢菌素，属于抗感染药物，其成品输液的配置工作在生物安全柜中完成。在配置过程中要遵守西林瓶的操作规范。根据静脉用药调配中心的工作流程，将工作任务分为 6 个子任务，见图 3-10。

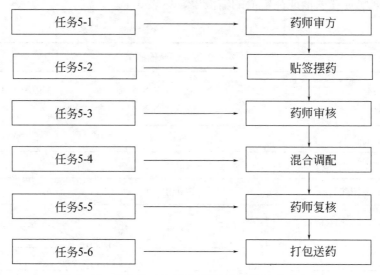

图 3-10 头孢他啶注射液成品输液调配任务分解图

【任务计划】

按照静脉用药调配中心的工作程序要求，将学生分组，由组长带领组员认真学习各任务职责，对工作任务进行讨论，并进行成员分工，对每位成员应完成的工作任务、要求等做出任务计划表，并作相应评价，如表 3-2。

表3-2 调配头孢他啶注射液成品输液的任务计划表

工作任务名称		调配头孢他啶注射液成品输液		
工作岗位	人员及分工	工作内容	工作要求	评价
审方				
贴签摆药				
审核				
混合调配				
复核				
打包送药				

【任务实施】

任务5-1 药师审方

审方岗同学接到处方信息后，从头孢他啶剂型、剂量、配伍禁忌几个方面审核处方的合理性。确认无误后，打印输液单。在审方处签字。

任务5-2 贴签摆药

贴签摆药岗同学将输液单放入摆药筐中，根据输液单进行摆药。先取 250mL 的 5% 葡萄糖注射液一瓶，挤压液体检查有无渗漏，并确认是否与输液单一致，将输液单贴在输液袋背面。再取 1g/ 支注射用头孢他啶 2 支。核对无误后，放入摆药筐中。在摆药处签字。

任务5-3 药师审核

核对岗同学再次审核输液单，并对药品名称、规格、数量进行核对。确认无误后签字。将摆药筐放入抗感染药物及危害药品调配间的传递窗中。

任务5-4 混合调配

1. 调配前准备工作

（1）更衣　调配岗同学在一更更换拖鞋，采用七步洗手法洗手；进入二更穿连体洁净服，戴一次性口罩、无菌手套。

（2）进入调配间　先开启照明灯，用蘸有 75% 酒精的纱布擦拭生物安全柜内部，顺序是从上到下、由内而外，然后擦拭前窗玻璃内侧，最后擦拭回风槽。将前窗下沿拉至安全线以下。开启风机运行 30min。

（3）准备材料　注射器、掰盖器、75% 酒精喷壶、灭菌纱布、振荡器、垃圾桶。

2. 混合调配

（1）调配前核对　调配岗同学从传递窗中取出摆药筐。按输液标签核对葡萄糖注射液，挤压检查输液瓶有无渗漏，检查药品名称、规格、数量、有效期等。

（2）调配操作程序

① 消毒　打开葡萄糖注射液输液瓶拉环，注射用头孢他啶西林瓶瓶盖，用 75% 酒精消毒输液瓶口及西林瓶口。

② 抽液　左手固定输液瓶口，右手持注射器，将针尖刺穿输液瓶胶塞，针尖保持在液面以下，抽动活塞吸取 5mL 葡萄糖注射液，拔出针头。

③ 溶解　左手固定西林瓶，右手持注射器，将 5mL 葡萄糖注射液注入西林瓶中，使药物溶解。同样方法再吸取 5mL 葡萄糖注射液注入另一支头孢他啶西林瓶中。对于难溶药物，可使用振荡器（图 3-11），加速溶解。由于西林瓶中压力较大，可吸出部分空气以减压，防止抽吸过程中出现药液溢出。

④ 混匀　将头孢他啶西林瓶中药液抽吸干净，注入输液瓶中，轻轻摇动混匀。

注意事项：生物安全柜气流方向为自上而下，垂直层流，所以在操作过程中，进针应有一定角度的倾斜，避免垂直进针，以免造成污染。如图 3-12。

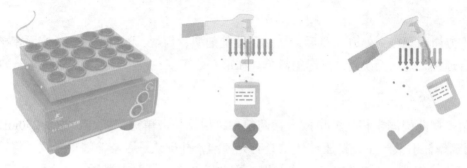

图 3-11　振荡器　　　　　　　　图 3-12　生物安全柜中的进针角度

（3）调配后核对　混合调配完成后，再次核对输液标签与所用药品名称、规格、用量是否一致后，检查输液澄清度，挤压检查有无渗漏，确认无误后签字，并将成品输液、空西林瓶一并放入摆药筐内，放入传递窗中。

头孢他啶成品输液的混合调配，请扫二维码查看。

头孢他啶成品输液的混合调配

3. 清场

每完成一组输液调配操作后，应当立即清洁台面，用蘸有 75% 酒精的纱布擦拭台面，除去残留药液，不得留下与下批输液调配无关的物品。

任务5-5　药师复核

复核岗同学从传递窗中取出摆药筐，按输液标签核对所用输液、药品名称、规格、用量是否相符。检查输液的澄清度，应无变色、混浊、异物等，挤压检查有无渗漏。检查西林瓶中有无药液残留，确保给药剂量准确。确认无误后签字。空西林瓶丢入黄色垃圾袋中。

任务5-6　打包送药

打包送药岗同学将成品输液进行分类包装，按病区放置于专用容器内，由工勤人员及时送至各病区。

🌀【任务评价】

调配头孢他啶注射液成品输液的任务评价表，见表3-3。

表3-3 调配头孢他啶注射液成品输液的任务评价表

班级：　　　　　姓名：　　　　　学号：　　　　　成绩：

评价细则			评分
职业素养 （10分）	着装整齐（2分），佩戴发帽（2分），无头发暴露（2分），举止文明（2分），礼貌用语（2分）		
处方审核 （10分）	审核处方的合理性（5分）		
	打印处方（2分），签字（3分）		
贴签摆药 （5分）	准确摆药（2分），将输液单贴于输液袋的背面（1分），签字（1分）		
	物品摆放整洁（1分）		
药师审核 （5分）	根据输液单检查药品和输液（2分），签字（3分）		
混合调配 （60分）	调配前准备 （10分）	提前30min开启生物安全柜风机（1分）	
		一更：更换拖鞋，摆放整齐（1分），七步洗手法（2分）	
		二更：更衣，洁净服不着地（2分），戴鞋套、口罩（1分），正确佩戴无菌手套（2分），顺序正确（1分）	
	调配过程 （40分）	开机，照明（2分）；擦拭生物安全柜顺序正确（2分），前窗下沿在安全线以下（2分）	
		所需材料摆放正确（2分）	
		按输液标签核对输液（2分），挤压检查输液瓶有无渗漏（2分），检查药品名称、规格、数量等（2分）	
		依次正确消毒西林瓶（2分），消毒输液袋口（2分）	
		在工作区操作（3分），操作中无皮肤暴露（2分）	
		持针手法正确（2分），进针角度正确（2分）	
		药物溶解操作规范（2分），无药液喷溅（2分），药液注入输液袋中，混匀（2分）	
		垃圾分类正确（2分），空西林瓶放入摆药筐中（2分）	
		配置后再次核对（2分），签字（1分）	
	调配后清场 （10分）	清场，物品归位（3分），垃圾分类正确（2分）	
		擦拭生物安全柜（3分），关风机、照明、电源、关闭前窗（2分）	
药师复核 （10分）	着装整齐，佩戴发帽，无头发暴露（2分）		
	检查药液是否抽吸干净（1分），药品、输液和标签是否一致（2分）		
	检查输液成品外观、质量（2分），核对无误签字（1分）		
	垃圾分类正确（1分），物品摆放整洁（1分）		
总分			

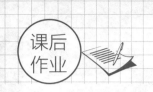

班级：　　　　　　姓名：　　　　　　学号：　　　　　　成绩：

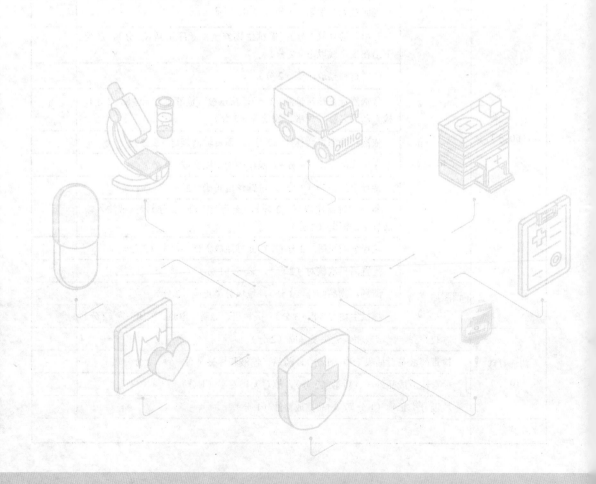

任务6　调配更昔洛韦注射液成品输液

【工作任务】

调配更昔洛韦注射液成品输液的输液单，见表3-4。

表3-4　调配更昔洛韦注射液成品输液的输液单

××××× 医院静脉输液单		
科室：×××　　　　　　　病房：×××		病历：×××
姓名：×××　　　　　　　年龄：×××		床号：×××
药品名称	规格	数量
更昔洛韦注射液	250mg/ 支	2
0.9% 氯化钠注射液	250mL/ 袋	1
用药时间：× 年 × 月 × 日		用法：i.v.gtt
医生：×××　　　审方：_____　　　摆药：_____		
审核：_____　　　配液：_____　　　复核：_____		

【任务分析】

一、处方分析

更昔洛韦的适宜溶媒有 5% 葡萄糖注射液、0.9% 氯化钠注射液、林格注射液、乳酸钠林格注射液。本输液单无配伍禁忌，所需药品如图 3-13、图 3-14。

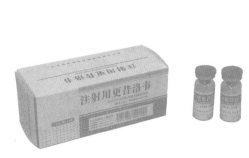
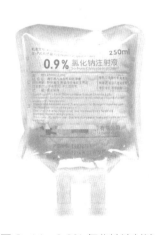

图 3-13　注射用更昔洛韦　　　　　图 3-14　0.9% 氯化钠注射液

二、工作分析

更昔洛韦为抗病毒药物，属于抗感染药物。其成品输液的配置工作在生物安全柜中完成。在配置过程中要遵守西林瓶的操作规范。根据静脉用药调配中心的工作流程及药师工作职责，将工作任务分为 6 个子任务，见图 3-15。

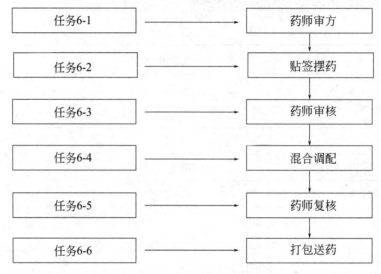

图 3-15　更昔洛韦注射液成品输液调配任务分解图

【任务计划】

按照静脉用药调配中心的工作程序要求，将学生分组，由组长带领组员认真学习各任务职责，对工作任务进行讨论，并进行成员分工，对每位成员应完成的工作任务内容、要求等做出任务计划表，并作相应评价。如表 3-5。

表3-5　调配更昔洛韦注射液成品输液的任务计划表

工作任务名称		调配更昔洛韦注射液成品输液		
工作岗位	人员及分工	工作内容	工作要求	评价
审方				
贴签摆药				
审核				
混合调配				
复核				
打包送药				

【任务实施】

任务6-1　药师审方

审方岗同学接到处方信息后，从更昔洛韦剂型、剂量、配伍禁忌几个方面审核处方的合理性。确认无误后，打印输液单，在审方处签字。

任务6-2　贴签摆药

贴签摆药岗同学将输液单放入摆药筐中，根据输液单进行摆药。先取250mL的0.9%氯化钠注射液一袋，挤压液体检查有无渗漏，并确认是否与输液单一致，将输液单贴在输液袋背面，不得覆盖字体内容。再根据输液单拿取注射用更昔洛韦2支。核对无误后，放入摆药筐中。在摆药处签字。

任务6-3　药师审核

审核岗同学再次审核输液单，并对药品名称、规格、数量进行核对。确认无误后签字。将摆药筐放入抗感染药物及危害药品调配间的传递窗中。

任务6-4　混合调配

1. 调配前准备工作

（1）更衣　调配药师在一更更换拖鞋，采用七步洗手法洗手；进入二更穿连体洁净服，戴一次性口罩、无菌手套。

（2）进入调配间　先开启照明，用蘸有75%酒精的纱布擦拭生物安全柜内部，顺序是从上到下、由内而外。擦拭前窗玻璃内侧。最后擦拭回风槽。将前窗下沿拉至安全线以下。开启风机并运行30min。

（3）准备材料　10mL注射器、掰盖器、75%酒精喷壶、灭菌纱布、垃圾桶。

2. 混合调配

（1）调配前核对　调配岗同学从传递窗中取出摆药筐。按输液标签核对250mL的0.9%氯化钠注射液，挤压检查输液袋有无渗漏，检查更昔洛韦药品名称、规格、数量、有效期等。

（2）调配操作程序

① 消毒　打开更昔洛韦西林瓶瓶盖，氯化钠注射液输液袋拉环，用75%酒精消毒西林瓶颈及输液袋口。

② 抽液　左手拇指和食指固定氯化钠注射液输液袋口，右手持注射器，将针头刺入输液袋中，保持针尖在液面以下，抽动活塞吸取5mL液体，拔出注射器。

③ 溶解　左手固定更昔洛韦西林瓶，右手持注射器，针尖刺入瓶塞后，将5mL氯化钠注射液注入西林瓶中，由于瓶中负压，液体被吸进瓶中，轻轻晃动使药物溶解。由于瓶中负压，药液难以抽出，可以注入空气以增加瓶内气压。倒转西林瓶及注

射器，使针头在液面以下，抽动活塞将药液全部吸出，拔出针头。如图 3-16。

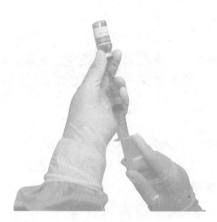

图 3-16　抽吸药液

④ 混匀　左手固定输液袋口，右手持注射器，将注射器中的药液注入输液袋中，混匀。再次检查药品和输液，确认无误后在调配处签字。将空西林瓶放入摆药筐中，以便后期核对。

注意事项：生物安全柜气流方向为自上而下，垂直层流，所以在操作过程中，避免垂直进针，以免造成污染。

（3）调配后核对　混合调配完成后，再次核对输液标签与所用药品名称、规格、用量是否一致后，检查输液澄清度，挤压检查有无渗漏，确认无误后签字，并将成品输液、空西林瓶一并放入摆药筐内，从传递窗传出。

3. 清场

每完成一组输液调配操作后，应当立即清洁台面，用蘸有 75% 酒精的纱布擦拭台面，除去残留药液，不得留有与下批输液调配无关的物品。

任务6-5　药师复核

复核岗同学从传递窗中取出摆药筐，按输液标签核对所用输液、药品名称、规格、用量是否相符。检查输液的澄清度，应无变色、混浊、异物等，挤压检查有无渗漏。检查西林瓶中有无药液残留，确保给药剂量准确。确认无误后签字。空西林瓶丢入黄色垃圾袋中。

任务6-6　打包送药

打包送药岗同学将成品输液进行分类包装，按病区放置于专用容器内，由工勤人员及时送至各病区。

【任务评价】

调配更昔洛韦注射液成品输液的任务评价表，见表3-6。

表3-6 调配更昔洛韦注射液成品输液的任务评价表

班级： 姓名： 学号： 成绩：

评价细则			评分
职业素养（10分）	着装整齐（2分），佩戴发帽（2分），无头发暴露（2分），举止文明（2分），礼貌用语（2分）		
处方审核（10分）	审核处方的合理性（5分）		
	打印处方（2分），签字（3分）		
贴签摆药（5分）	准确摆药（2分），将输液单贴于输液袋背面（1分），签字（1分）		
	物品摆放整洁（1分）		
药师审核（5分）	根据输液单检查药品和输液（2分），签字（3分）		
混合调配（60分）	调配前准备（10分）	提前30min开启生物安全柜风机（1分）	
		一更：更换拖鞋，摆放整齐（1分），七步洗手法（2分）	
		二更：更衣，洁净服不着地（2分），戴口罩（1分），正确佩戴无菌手套（2分），顺序正确（1分）	
	调配过程（40分）	开机，照明（2分），擦拭生物安全柜顺序正确（2分），前窗下沿在安全线以下（2分）	
		所需材料摆放正确（2分）	
		按输液标签核对输液（2分），挤压检查输液袋有无渗漏（2分），检查药品名称、规格、数量等（2分）	
		依次正确消毒西林瓶（2分），消毒输液袋口（2分）	
		在工作区操作（2分），操作中无皮肤暴露（2分）	
		持针手法正确（2分），进针角度正确（2分）	
		药物溶解操作规范（3分），无药液喷溅（2分），药液注入输液袋中，混匀（2分）	
		垃圾分类正确（2分），空西林瓶放入摆药筐中（2分）	
		配置后再次核对（2分），签字（1分）	
	调配后清场（10分）	清场，物品归位（3分），垃圾分类正确（2分）	
		擦拭生物安全柜（3分），关风机、照明、电源，关闭前窗（2分）	
药师复核（10分）	着装整齐，佩戴发帽，无头发暴露（2分）		
	检查药液是否抽吸干净（1分），药品、输液和标签是否一致（2分）		
	检查输液成品外观、质量（2分），核对无误签字（1分）		
	垃圾分类正确（1分），物品摆放整洁（1分）		
总分			

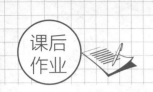

班级：　　　　姓名：　　　　学号：　　　　成绩：

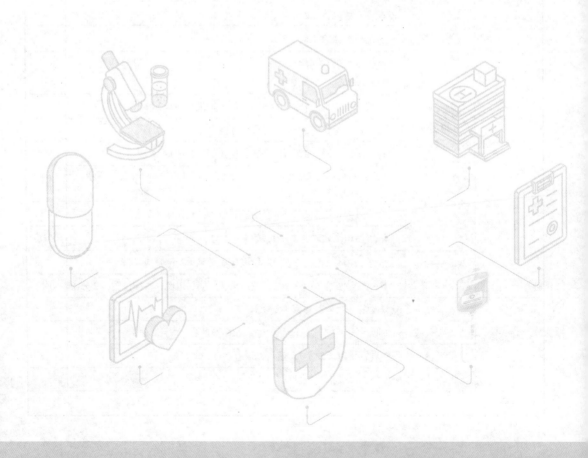

实训报告

班级：　　　　　　姓名：　　　　　　学号：　　　　　　成绩：

实训任务	
实训目的	
实训材料	
实　训　步　骤	

项目三

抗感染药物的调配

续表

注意事项	
反思	

![项目评价] 【项目评价】

一、选择题

（一）单项选择题

1. 生物安全柜内的洁净级别为（　　）。

A. 百级　　　　　　　　B. 万级　　　　　　　　C. 十万级

D. 百万级　　　　　　　E. 千万级

2. 生物安全柜内大件物品之间的摆放距离应为（　　）左右，小件物品之间的摆放距离应为（　　）左右。

A.50mm，50mm　　　B.150mm，150mm　　C.50mm，150mm

D.100mm，50mm　　　E.150mm，50mm

3. 生物安全柜（　　）应做一次沉降菌监测。

A. 每月　　　　　　　　B. 每年　　　　　　　　C. 每天

D. 每周　　　　　　　　E. 每季度

4. 擦拭生物安全柜工作区域的顺序为（　　）。

A. 从左到右，由内而外　　　　B. 从上到下，由内而外

C. 从下到上，由内而外　　　　D. 从上到下，从外到里

E. 从前到后，由内而外

5. 生物安全柜的气流方向是（　　）。

A. 自上而下，垂直层流　　　　B. 由内而外，水平层流

C. 由外而内，水平层流　　　　D. 自下而上，垂直层流

E. 自上而下，垂直紊流

6. 高效过滤器在生物安全柜的（　　）。

A. 顶部　　　　　　　　B. 左面　　　　　　　　C. 右面

D. 后方　　　　　　　　E. 下面

7. 下列不属于抗生素的有（　　）。

A. 更昔洛韦　　　　　　B. 哌拉西林　　　　　　C. 头孢西丁

D. 依替米星　　　　　　E. 万古霉素

8. 下列不需要在生物安全柜中配置的是（　　）。

A. 拉氧头孢　　　　　　B. 奥硝唑　　　　　　　C. 阿奇霉素

D. 多索茶碱　　　　　　E. 伏立康唑

9. A2 型生物安全柜与 B2 型生物安全柜的本质区别在于（　　）。

A. 配置环境　　　　　　B. 洁净级别　　　　　　C. 排气特征

D. 外观形状　　　　　　E. 规格尺寸

10. 关于抗感染药物配置，说法错误的是（　　）。

A. 抗感染药物注射液配置时需要在生物安全柜中的工作区配置

B. 抗感染药物注射液配置时不能遮挡回风槽

C. 抗感染药物注射液配置时采用无菌操作

D. 抗感染药物注射液配置时注意保持"开放窗口"

E. 抗感染药物注射液配置时开启紫外灯消毒

（二）多项选择题

1. 生物安全柜适用于（　　　）的配置。

A. 普通药物　　　　　　　B. 抗感染药物　　　　　　C. 危害药品

D. 肠外营养液　　　　　　E.TPN

2. 下列属于抗感染药物输液的有（　　　）。

A. 多索茶碱注射液　　　B. 注射用更昔洛韦　　　C. 注射用柔红霉素

D. 注射用顺铂　　　　　E. 注射用亚胺培南 - 西司他丁钠

3. 关于生物安全柜说法正确的是（　　　）。

A. 至少在使用前 30min 启动生物安全柜，以保证实现其工作区域内的百级环境

B. 工作台表面形成相对负压，防止药物外散

C. 在进行药物配置操作时，前窗不可高过安全警戒线

D. 高效过滤器可以过滤 99.99% 的 0.3μm 以上的微粒

E. 生物安全柜适合危害药品、致敏性抗生素、免疫抑制剂等药物的配置

4. 抗感染药物包括（　　　）。

A. 抗菌药　　　　　　　B. 抗真菌药　　　　　　C. 抗肿瘤药

D. 抗病毒药　　　　　　E. 抗生素

5. 抗菌药物的分级管理中，将抗菌药物分为（　　　）三级。

A. A 级、B 级、C 级　　　B. 非限制使用　　　　　C. 限制使用

D. 特殊使用　　　　　　E. 妊娠期使用

二、简答题

1. 简述抗感染药物调配的工作流程。

2. 简述生物安全柜使用注意事项。

项目四　危害药品的调配

知识目标
1. 掌握危害药品输液的种类、适宜溶媒和调配流程。
2. 熟悉危害药品调配的安全防护措施及溢出处理。
3. 了解抗肿瘤药物的临床应用及不良反应。

技能目标
1. 学会危害药品成品输液的调配流程、无菌操作方法。
2. 学会危害药品调配的安全防护及溢出处理。

情感目标
1. 培养学生无菌操作及安全防护意识以及面对危机的应变能力。
2. 培养学生的工作责任心以及团队合作意识。

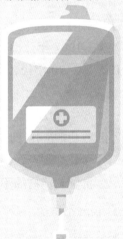

🔄 【任务资讯】

一、认识危害药品

1. 相关概念和抗肿瘤药物的发展

危害药品 能产生职业暴露危险或者危害的药物，即具有遗传毒性、致癌性、致畸性，或者对生育有损害作用以及在低剂量下可产生严重的器官或其他方面毒性的药品，包括肿瘤化疗药物和细胞毒药物。

化疗药物 指对病原微生物（细菌、病毒、真菌等）、寄生虫、恶性肿瘤所致疾病的治疗药物，简称化疗药。化疗药物主要分为抗微生物药、抗寄生虫药和抗恶性肿瘤药。后者简称抗肿瘤药物。静脉输液药物调配中常见的危害药品为抗肿瘤药。

恶性肿瘤严重威胁着人类的健康，国家癌症中心显示，2015年全国恶性肿瘤发病约392.9万人，较2014年增加12.5万人，增长率为3.2%，意味着平均每天超过1万人被确诊为癌症，每分钟有7.5人被确诊为癌症。恶性肿瘤已成为威胁人类死亡的致命因素。目前对恶性肿瘤尚无满意的防治措施，很多患者发现恶性肿瘤时已是中晚期，需要手术切除、放射治疗、化学治疗等方式相结合，才能提高治愈率，并改善患者生活质量。手术切除和放射治疗都属于局部治疗措施，化学治疗（简称化疗）是主要的系统治疗方法，它是利用化学药物阻止癌细胞的增殖、浸润、转移，直至最终杀灭癌细胞的一种治疗方式。

利用化学药物治疗恶性肿瘤是从20世纪40年代开始逐步形成的。1943年Gilman利用氮芥治疗淋巴瘤，揭开了现代肿瘤治疗的序幕。1948年证实甲氨蝶呤治疗白血病有效；1967年分离出多柔比星；1971年顺铂和阿霉素应用于临床，使化疗走上一个新的台阶。90年代，紫杉类和喜树碱类应用于临床，对肿瘤细胞免疫和抑癌基因的研究越来越深入。21世纪初，针对细胞受体、关键基因和调控分子为靶点的治疗开始应用；一些生物反应调节剂、细胞凋亡诱导剂、血管生成抑制剂、小分子酪氨酸激酶抑制剂不断成功地应用于临床。例如，单克隆抗体如利妥昔单抗、贝伐单抗和替依莫单抗等；信号转导抑制剂如伊马替尼；表皮生长因子受体酪氨酸激酶抑制剂如吉非替尼和厄洛替尼。抗肿瘤药物的不断涌现与发展，给恶性肿瘤的治疗带来了新的希望。

2. 抗肿瘤药物的不良反应及防治

由于肿瘤细胞与正常组织细胞间缺少根本性的代谢差异，在化疗时，绝大多数抗肿瘤药在杀伤和损害肿瘤细胞的同时，对正常组织细胞（骨髓、胃肠道、上皮、毛囊、生殖细胞等）亦产生毒性作用，阻碍疗效的发挥。抗肿瘤药物的不良反应多且严重，有立即反应（恶心、呕吐、发热、过敏等）、近期反应（脱发、骨髓抑制、脏器功能损伤等）、远期反应（诱发肿瘤、免疫抑制等）。要予以重视，预防为主，及时处理。抗肿瘤药物所致的不良反应及其防治措施总结如下：

（1）骨髓抑制 最常见的毒性反应。表现为白细胞减低，血小板下降。严重者可导致各种感染、败血症、内脏出血等并发症，甚至可危及生命。各类抗肿瘤药物的骨髓抑制严重程度不一，与所用剂量和患者状况有关，烷化剂（环磷酰胺、氮芥等）、长春新碱、丝裂霉素、柔红霉素和博来霉素的骨髓抑制作用较强。

化疗过程中要定期监测患者血象的变化，根据患者的年龄和以往化疗等情况，选用适当的药物剂量和联合用药方案，减少甚至避免骨髓抑制引起的并发症。

（2）胃肠道反应　最常见的早期毒性反应，约80%接受联合化疗的患者可出现恶心、呕吐。随着化疗次数的增多，发生的频率增加且程度加重。容易产生恶心、呕吐的药物有：顺铂、卡莫司汀、环磷酰胺、丙卡巴肼、氮芥及放线菌素D等。

临床上常用止吐药物预防呕吐的发生，治疗指数高的药物有$5-HT_3$受体阻断药，如格拉司琼、昂丹司琼、托烷司琼等；皮质激素有地塞米松等；治疗指数低的药物有甲氧氯普胺、丁酰苯类、吩噻嗪类等。

（3）心脏毒性　蒽环类抗肿瘤药物易引起心脏毒性。急性心脏毒性常发生在单次大剂量静脉给药后，出现心电图的改变和心律失常等，多可恢复；慢性毒性为剂量蓄积性心脏毒性，常发生在治疗期间或完成治疗后数周，主要表现为心肌损害，严重可致心衰。其他容易引起心脏毒性的药物有环磷酰胺、顺铂、氟尿嘧啶、紫杉醇、长春碱、群司珠单抗等。

化疗期间应注意监测患者心功能的变化，如心电图、心脏生化指标、超声心动图的变化等。

（4）肝脏毒性　许多抗肿瘤药均可不同程度的引起肝脏损伤。主要表现为：肝细胞功能障碍、静脉阻塞性肝病、慢性肝纤维化等。

通常抗肿瘤药物所致的肝损伤多为一过性的，停药后肝功能可迅速恢复。化疗期间应严密监测肝功能，同时给予保肝药可减轻抗肿瘤药物的损害。

（5）肺毒性　主要表现为间质性肺炎和肺纤维化，常见症状有干咳、呼吸困难等，严重者出现呼吸困难加重、气促、发绀等。容易引起肺毒性的药物有异环磷酰胺、博来霉素、丝裂霉素、甲氨蝶呤、紫杉醇、多西他赛、长春瑞滨、伊立替康以及吉非替尼等。

目前尚缺乏有效的治疗手段。可以使用肺保护剂，如还原型谷胱甘肽、维生素E等可降低肺毒性发生的风险。对已出现肺损伤的患者应立即停药，必要时配合应用抗菌药物预防感染。

（6）肾及膀胱毒性　许多抗肿瘤药物及其代谢物经肾脏和膀胱排出体外，所以肾脏及膀胱容易受到损害。如大剂量环磷酰胺及异环磷酰胺，在体内代谢生成丙酰胺经泌尿系统排出，引起化学性膀胱炎。顺铂由肾小管分泌时，损伤肾小管，引起肾炎而出现慢性肾衰竭。

要注意比较化疗前后肾功能指标的变化，及时调整药物剂量；应用大剂量顺铂、甲氨蝶呤时应进行水化并应用利尿剂，必要时服用碳酸氢钠碱化尿液，以减少药物结晶析出；应用大剂量环磷酰胺、异环磷酰胺时给予美司钠解救。

（7）神经毒性　能引起周围神经系统毒性的抗肿瘤药有顺铂、卡铂、长春新碱、阿糖胞苷、紫杉醇等。紫杉醇神经毒性表现为肢体麻木、触觉丧失、伴有疼痛性的感觉异常等；顺铂神经毒性表现为神经末梢障碍，上下肢体麻木感，感觉迟钝，视盘水肿和球后视神经炎等。

轻度的神经毒性，一般可以不停药；中度的神经毒性，可给予维生素 B_1、维生素 B_6、对乙酰氨基酚、阿米替林、镇痛药、神经生长因子等对症治疗；重度的神经毒性，要减少化疗药物剂量或停止使用。

（8）皮肤毒性　脱发是抗肿瘤药常见的不良反应，多柔比星、环磷酰胺、放线菌素 D、氟尿嘧啶和甲氨蝶呤等均可引起。另外还有药物外渗引起的局部损害，如蒽环类、丝裂霉素、长春碱类等可致皮肤严重坏死；手足综合征，主要表现为指（趾）热、痛、红斑性肿胀，严重者发展至脱屑、溃疡和剧烈疼痛。卡培他滨引起的手足综合征发生率最高。

脱发大多是可逆的，通常在停药后 1 ～ 2 个月内头发就可再生，一般不需做特殊处理。药物输注时应谨慎操作，以防外渗，对于出现的渗漏及时发现及时处理。应避免日晒，皮肤角质化和色素沉着停药后多可恢复。

（9）过敏反应　抗肿瘤药物的过敏反应发生率为 5% ～ 15%。引起过敏反应的药物有：博来霉素、紫杉类、蒽环类、铂类、鬼臼毒类药物等，表现为皮疹、瘙痒、血管性水肿、支气管痉挛、低血压等。

过敏反应以预防为主，如应用紫杉醇前先给予皮质激素或抗组胺药，可预防或减轻过敏反应。

（10）远期毒性　主要表现为致癌、性腺功能障碍、免疫抑制等。远期毒性重在预防，正确掌握化疗的适应证，合理制订和选择化疗方案，避免盲目扩大适应证和不适当的长期维持治疗。

总之，要重视抗肿瘤药的不良反应，早期预防、密切监测、及时处理，从而提高药物疗效，减轻患者痛苦。

二、抗肿瘤药物的分类和临床应用

目前临床常用的抗肿瘤药物约有 140 余种，按其作用机制将抗肿瘤药物分为烷化剂、抗代谢药物、抗肿瘤抗生素、抗肿瘤植物药、铂类抗肿瘤药、激素类、靶向治疗药、抗肿瘤辅助药物等。本节对以静脉为给药途径的抗肿瘤药物进行分类总结。

（一）烷化剂

烷化剂通过将其烷基传递给不同的细胞成分而发挥作用。该类药物主要作用机制为分子内环化形成亚乙基亚胺离子，后者可以直接或通过形成碳离子将烷基传递给细胞成分而发挥作用。除烷化作用外，另一作用机制是亚硝脲类药物通过形成异氰酸盐使蛋白质赖氨酸残基氨甲酰化。

1. 氮芥

【适应证】恶性淋巴瘤，尤其是霍奇金病的治疗，腔内用药对控制癌性胸腔、心包腔及腹腔积液有较好疗效。

【制剂与规格】注射液：1mL∶5mg；2mL∶10mg。

【注意事项】本品最严重的不良反应为骨髓抑制，故应密切观察血象变化，每周查血象 1 ～ 2 次；孕妇及哺乳期妇女禁用或慎用。

【适宜溶媒】0.9% 氯化钠注射液。

2. 环磷酰胺

【适应证】目前广泛应用的抗肿瘤药物，主要用于恶性淋巴瘤、急性或慢性淋巴细胞白血病、多发性骨髓瘤。

【制剂与规格】注射剂：100mg；200mg。

【注意事项】本品有肾毒性，应用时应鼓励患者大量饮水，必要时静脉补液；大剂量（120 ～ 240mg/kg）时可引起出血性心肌坏死，除应密切观察骨髓功能外，尤其要注意非血液学毒性如心肌炎、中毒性肝炎及肺纤维化等。

【适宜溶媒】5% 葡萄糖注射液、5% 葡萄糖氯化钠注射液、0.9% 氯化钠注射液和乳酸钠林格注射液。

3. 美法仑

【适应证】多发性骨髓瘤及晚期卵巢腺癌；单独应用或与其他药物合用，对于部分晚期乳腺癌病人有显著疗效。

【制剂与规格】注射剂：20mg；40mg。

【注意事项】近期接受过放疗和化疗者、骨髓储备能力下降者使用前请详细咨询医生；用药期间定期检查血象及肾功能；近期患水痘或带状疱疹者、孕妇、哺乳期妇女禁用；肾功能不全者、有痛风史或泌尿道结石患者慎用。

【适宜溶媒】5% 葡萄糖注射液、0.9% 氯化钠注射液。

【配伍禁忌】林格注射液、乳酸钠林格注射液。

4. 卡莫司汀

【适应证】脑瘤、脑转移瘤和脑膜白血病。

【制剂与规格】注射剂：100mg。注射液：2mL∶125mg。

【注意事项】用药期间应预防感染，注意卫生；定期检查血常规、血小板、肝肾功能、肺功能；本品对热极不稳定（超过 32℃即分解），贮藏和运送时温度应控制在 5℃以下。

【适宜溶媒】5% 葡萄糖注射液、0.9% 氯化钠注射液。

5. 塞替派

【适应证】主要用于乳腺癌、卵巢癌、癌性体腔积液的腔内注射以及膀胱癌的局部灌注等，也可用于胃肠道肿瘤等。

【制剂与规格】注射剂：5mg；10mg。注射液：1mL∶10mg。

【注意事项】严重肝肾功能不全、骨髓抑制者禁用；感染患者、有泌尿系统结石史和痛风史者慎用；为了防止高尿酸血症，在医生指导下可给予大量补液或别嘌呤醇药物。

【适宜溶媒】0.9% 氯化钠注射液。

（二）抗代谢药物

抗代谢类抗肿瘤药物的化学结构与机体内某些代谢物相似，但不具有它们的功能，可以作用于核酸合成过程中的不同环节，干扰核酸和蛋白质的生物合成，导致肿瘤细胞死亡。

1. 甲氨蝶呤（MTX）

【适应证】主要适用于各类型急性白血病，特别是急性淋巴细胞白血病。

【制剂与规格】注射剂：5mg；10mg；25mg；50mg；100mg；1000mg。

【注意事项】使用大剂量甲氨蝶呤疗法时，需准备好解救药四氢叶酸钙；肝、肾、心、肺功能不全者，有骨髓抑制者及孕妇禁用；用药期间应严格检查血象，定期监测本品血药浓度。

【适宜溶媒】5% 葡萄糖注射液、10% 葡萄糖注射液、5% 葡萄糖氯化钠注射液、0.9% 氯化钠注射液。

2. 氟尿嘧啶

【适应证】用于治疗消化道肿瘤，或较大剂量氟尿嘧啶治疗绒毛膜上皮癌。亦常用于治疗乳腺癌、卵巢癌、肺癌、宫颈癌、膀胱癌及皮肤癌等。

【制剂与规格】注射液：5mL：125mg；10mL：250mg。

【注意事项】用药期间应严格检查血象；对有心脏病、乙醇中毒、有吸烟史的患者，在静脉给药的最初三个疗程内，要加强对心脏的监测；妇女妊娠期前三个月、哺乳期妇女、伴发水痘或带状疱疹者及衰弱病人禁用本品。

【适宜溶媒】5% 葡萄糖注射液、5% 葡萄糖氯化钠注射液、0.9% 氯化钠注射液。

3. 阿糖胞苷

【适应证】适用于急性白血病的诱导缓解期及维持巩固期。对急性非淋巴细胞性白血病效果较好，对慢性粒细胞白血病的急变期、恶性淋巴瘤也有效。

【制剂与规格】注射剂：50mg；100mg。

【注意事项】使用本品时应适当增加患者的液体摄入量，使尿液保持碱性。必要时同用别嘌醇以防止血清尿酸增高及尿酸性肾病的形成；用药期间应定期检查血象及肝肾功能。

【适宜溶媒】5% 葡萄糖注射液、10% 葡萄糖注射液、5% 葡萄糖氯化钠注射液、0.9% 氯化钠注射液。

4. 吉西他滨

【适应证】适用于治疗中、晚期非小细胞肺癌。

【制剂与规格】注射剂：200mg；1g。

【注意事项】对本品过敏者、孕妇、哺乳期妇女禁用；肝肾功能不全、骨髓抑制者慎用，用药期间应定期检查肝肾及骨髓功能。

【适宜溶媒】5% 葡萄糖注射液、0.9% 氯化钠注射液。

5. 氟达拉滨

【适应证】用于 B 细胞性慢性淋巴细胞白血病（CLL）患者的治疗。

【制剂与规格】注射剂：50mg。

【注意事项】肾功能损害者慎用；可使用乳胶手套和防护眼镜以防止因破损或溢出而引起的药物接触。

【适宜溶媒】5% 葡萄糖注射液、0.9% 氯化钠注射液。

6. 培美曲塞

【适应证】本品适用于与顺铂联合治疗无法手术的恶性胸膜间皮瘤。

【制剂与规格】注射剂：200mg；500mg。

【注意事项】用于恶性胸膜间皮瘤时，患者应充分补水；接受本品治疗的患者同时服用叶酸和维生素 B_{12} 的补充治疗，可预防或减少治疗相关的血液毒性和胃肠道不良反应；肾功能不良者慎用。

【适宜溶媒】0.9% 氯化钠注射液。

【配伍禁忌】林格注射液、乳酸钠林格注射液。

（三）抗肿瘤抗生素

1. 柔红霉素

【适应证】用于各种类型的急性白血病、慢性粒细胞白血病及恶性淋巴瘤。

【制剂与规格】注射剂：10mg；20mg。

【注意事项】骨髓抑制较严重，故不应用药过久。如出现口腔溃疡（此反应多在骨髓毒性之前出现），应立即停药。

【适宜溶媒】0.9% 氯化钠注射液。

2. 多柔比星

【适应证】用于急性白血病、恶性淋巴瘤、乳腺癌、肺癌、卵巢癌等。

【制剂与规格】注射剂：10mg；20mg；50mg。

【注意事项】使用总量不应超过 $450 \sim 550mg/m^2$，以免发生严重心脏毒性；患者治疗时应多饮水以减少高尿酸血症；调配好的溶液最好在 $2 \sim 8℃$ 处避光保存，并在 24h 内使用。

【适宜溶媒】5% 葡萄糖注射液、0.9% 氯化钠注射液。

3. 表柔比星

【适应证】用于治疗恶性淋巴瘤、乳腺癌、肺癌、软组织肉瘤、食道癌等。

【制剂与规格】注射剂：10mg。

【注意事项】肝功能不全者应相应减少剂量，使用前应详细咨询医生；用药时应该避光。

【适宜溶媒】5% 葡萄糖注射液、0.9% 氯化钠注射液。

4. 放线菌素D

【适应证】主要用于霍奇金病（HD）、神经母细胞瘤，对睾丸癌亦有效。

【制剂与规格】注射剂：200μg；500μg。

【注意事项】静滴时注意不能将药液漏出血管外；本品对光敏感，调配和使用时应注意避光。

【适宜溶媒】5% 葡萄糖注射液、0.9% 氯化钠注射液。

5. 丝裂霉素

【适应证】本品适用于缓解下述疾病的自觉症状及体征：胃癌、结肠及直肠癌、肺癌、胰腺癌、肝癌、宫颈癌、宫体癌、乳腺癌、头颈部肿瘤、膀胱肿瘤。

【制剂与规格】注射剂：2mg；4mg；8mg；10mg。

【注意事项】本品有迟发性及累积性骨髓抑制，用药期间应严格检查血象；血小板减少、凝血障碍或有其他原因导致有出血倾向者，孕妇、哺乳期妇女禁用。

【适宜溶媒】0.9% 氯化钠注射液。

（四）抗肿瘤植物药

抗肿瘤植物药指来源于植物的具有抗肿瘤作用的药物，其有效成分以生物碱占多数。植物药在抗肿瘤新药中占有重要地位，其机制大致可分为，①作用于微管和微管蛋白：长春碱和紫杉类；②作用于拓扑异构酶：喜树碱和鬼臼毒类；③抑制肿瘤细胞DNA 合成：三尖杉酯碱和靛玉红。

1. 长春新碱

【适应证】用于治疗急性白血病、霍奇金病、恶性淋巴瘤，也用于乳腺癌、支气管肺癌、软组织肉瘤、神经母细胞瘤等。

【制剂与规格】注射剂：0.5mg；1mg。

【注意事项】使用本品前应进行皮肤过敏试验；用药期间应观察患者不良反应，当出现严重四肢麻木、膝反射消失、麻痹性肠梗阻等神经毒性反应，应停药或减量，并给予相应处理或立刻就医；本品对光敏感，给药时应避光；严格检查血象及肝肾功能；药液一旦溅入眼内，应立即用大量 0.9% 氯化钠注射液冲洗，然后给予地塞米松眼膏。

【适宜溶媒】0.9% 氯化钠注射液。

2. 长春瑞滨

【适应证】临床用于非小细胞肺癌、转移性乳腺癌、晚期卵巢癌、恶性淋巴瘤等。

【制剂与规格】注射液：1mL：10mg；1mL：50mg；5mL：50mg。

【注意事项】使用本品前应进行皮肤过敏试验，消化系统有严重病变者、严重骨髓抑制者、严重肝功能不全者、孕妇、哺乳期妇女禁用；用药期间应定期密切观察血象及肝功能、血液电解质等。

【适宜溶媒】5% 葡萄糖注射液、5% 葡萄糖氯化钠注射液、0.9% 氯化钠注射液、林格注射液和乳酸钠林格注射液。

3. 依托泊苷

【适应证】主要用于治疗小细胞肺癌、恶性淋巴瘤、恶性生殖细胞瘤等。

【制剂与规格】注射剂：100mg。注射液：2mL∶40mg；2mL∶50mg；5mL∶100mg。

【注意事项】用药期间应定期检查血常规及肝肾功能；本品有剧毒，现尚无特殊解毒剂。静脉用药时注意不能将药物漏出血管外。

【适宜溶媒】0.9% 氯化钠注射液。

【配伍禁忌】5% 葡萄糖注射液、10% 葡萄糖注射液、5% 葡萄糖氯化钠注射液。

4. 羟喜树碱

【适应证】适用于原发性肝癌、胃癌、膀胱癌、直肠癌、头颈部上皮癌等恶性肿瘤。

【制剂与规格】注射剂：2mg；5mg；8mg；10mg。注射液：2mL∶2mg；5mL∶5mg。

【注意事项】在用药期间同服碳酸氢钠及甘草绿豆汤可减轻对肾脏的损害；本品仅限于用 0.9% 氯化钠注射液稀释；用药期间应监测血、尿常规和肝肾功能。

【适宜溶媒】0.9% 氯化钠注射液。

【配伍禁忌】5% 葡萄糖注射液、10% 葡萄糖注射液、5% 葡萄糖氯化钠注射液、林格注射液和乳酸钠林格注射液。

5. 伊立替康

【适应证】用于成人转移性大肠癌的治疗。

【制剂与规格】注射液：2mL∶40mg；2mL∶100mg。

【注意事项】使用后 24h 内可能出现头晕及视力障碍，故用药后禁止驾车或操作机器；治疗期间应常规检查血象和肝功能。

【适宜溶媒】5% 葡萄糖注射液、0.9% 氯化钠注射液。

6. 紫杉醇

【适应证】卵巢癌和乳腺癌及非小细胞肺癌的一线和二线治疗等。

【制剂与规格】注射液：5mL∶30mg；25mL∶150mg。

【注意事项】严重骨髓抑制、感染者忌用；患者用药时必须住院，使用前须备有抗过敏的药物及相应抢救器械；本品单次静滴时间不宜过长，以免药液漏出血管，一旦药液漏至血管外应立即停止注入，采取局部冷敷和以 1% 普鲁卡因局封等相应措施。

【适宜溶媒】5% 葡萄糖注射液、5% 葡萄糖氯化钠注射液、0.9% 氯化钠注射液。

7. 多西他赛

【适应证】适用于局部晚期或转移性乳腺癌、非小细胞肺癌的治疗。

【制剂与规格】注射液：20mg（附有 1.5mL 溶剂）；80mg（附有 6mL 溶剂）。

【注意事项】对聚山梨酯 80 有严重过敏史者不能使用；当血胆红素高于正常值上限，氨基转移酶高于正常上限 1.5 倍，碱性磷酸酶高于正常上限 2.5 倍时，应停药；治疗期间要密切监测血常规、肝肾功能、电解质，定期做神经系统及超声心动检查；为预防液体潴留综合征和过敏反应，推荐在用药前 1 天开始口服地塞米松，一次 8mg，一日 2 次，连用 3 天或 5 天。

【适宜溶媒】5% 葡萄糖注射液、0.9% 氯化钠注射液。

（五）铂类抗肿瘤药

铂类是一类在实体瘤治疗中广泛应用的重要抗肿瘤药物，尽管有比较严重的肾毒性、消化道反应，但仍和环磷酰胺一起被公认是肿瘤化疗发展中的第三个里程碑。

1. 顺铂

【适应证】为治疗多种实体瘤的一线用药。

【制剂与规格】注射剂：10mg；20mg；30mg。注射液：1mL：10mg；2mL：50mg。

【注意事项】治疗期间若发生过敏样反应，应迅速给予抗组胺药、肾上腺皮质激素等对症治疗或立即停药就医；使用剂量过大时，可在给药后 3h 内采用透析，以清除本品；肾功能不全者、听力受损者慎用，孕妇禁用；用药前后及用药时应定期检查血常规、肝肾功能，以及听功能、神经系统功能等。

【适宜溶媒】5% 葡萄糖注射液、5% 葡萄糖氯化钠注射液、0.9% 氯化钠注射液。

2. 卡铂

【适应证】主要用于实体瘤如小细胞肺癌、卵巢癌、睾丸肿瘤、头颈部癌及恶性淋巴瘤等。

【制剂与规格】注射剂：50mg；100mg；150mg。注射液：10mL：50mg；10mL：100mg。

【注意事项】对甘露醇或右旋糖酐过敏者禁用本药；有明显骨髓抑制和肾功能不全者忌用，孕妇禁用；用药期间应密切观察血象和肝肾功能，注意监测听力、血液电解质。

【适宜溶媒】5% 葡萄糖注射液、5% 葡萄糖氯化钠注射液、0.9% 氯化钠注射液。

3. 奥沙利铂

【适应证】适用于经过氟尿嘧啶治疗失败之后的结、直肠癌转移的患者，可单独或联合氟尿嘧啶使用。

【制剂与规格】注射剂：50mg；100mg。

【注意事项】对铂类药物过敏者禁用；勿与具有潜在性神经毒性的药物合并使用；用药前后及用药时应当监测血常规和神经系统变化；禁与碱性药物或碱性溶液配伍；在制备药液和输注时勿与铝制品接触。

【适宜溶媒】0.9% 氯化钠注射液。

【配伍禁忌】5% 葡萄糖氯化钠注射液、0.9% 氯化钠注射液、林格注射液和乳酸钠林格注射液。

（六）靶向治疗药

1. 群司珠单抗

【适应证】本品适用于 HER2 过度表达的转移性乳腺癌。

【制剂与规格】注射剂：440mg。

【注意事项】可预先使用苯海拉明、对乙酰氨基酚以防止输液反应；如发生严重过敏反应，应停用本品并立刻就医，给予肾上腺素、糖皮质激素、苯海拉明、支气管扩张剂配合吸氧等治疗，同时应严密监测患者。

【适宜溶媒】0.9% 氯化钠注射液。

【配伍禁忌】5% 葡萄糖注射液、10% 葡萄糖注射液、5% 葡萄糖氯化钠注射液。

2. 西妥昔单抗

【适应证】本品单用或与伊立替康联用于表皮生长因子受体过度表达的，对以伊立替康为基础的化疗方案耐药的转移性直肠癌的治疗。

【制剂与规格】注射液：50mL∶100mg。

【用法用量】首次 400mg/m²，静滴 120min，以后 250mg/m²，一周 1 次，静滴 60min，最大滴注速率不得超过 5mL/min。本品可通过输液泵、重力滴注或注射器泵给药，必须使用单独的输液管；滴注快结束时，必须使用 0.9% 的氯化钠注射液冲洗输液管。

【注意事项】在使用前应当询问患者有无过敏史，并进行皮肤过敏试验；高血压或冠心病患者，既往接受过蒽环类药物、胸部照射和有肺部疾病的患者须慎用；妊娠期和哺乳期妇女慎用，对本品严重过敏者禁用；肝肾功能不全者、老年患者应用时需要调整剂量。

3. 贝伐单抗

【适应证】转移性结直肠癌；联合以氟尿嘧啶为基础的化疗适用于转移性结直肠癌患者的治疗。

【制剂与规格】注射液：4mL∶100mg；16mL∶400mg。

【用法用量】推荐剂量为 5mg/kg，静滴，每 2 周 1 次。第一次静滴时间应超过 90min，第二次静滴时间应超过 60min，以后静滴时间大于 30min 即可。

【注意事项】用药前可以给予苯海拉明预防过敏反应；有严重高血压和心血管疾病的患者应慎用。

【适宜溶媒】0.9% 氯化钠注射液。

【配伍禁忌】5% 葡萄糖注射液、10% 葡萄糖注射液、5% 葡萄糖氯化钠注射液。

（七）其他抗肿瘤药物

1. 博来霉素

【适应证】适用于头颈部、食管、皮肤、宫颈、阴道、外阴、阴茎的鳞癌，霍奇金病及恶性淋巴瘤，睾丸癌及癌性胸腔积液等。

【制剂与规格】注射剂：10mg；15mg。

【用法用量】静注：15～30mg，一周2次。出现严重发热反应时，一次剂量应减少到5mg以下，也可增加给药次数，如一日2次。静注时间不少于10min。

【注意事项】一旦出现肺毒性，马上停药，并用右旋糖酐静脉滴注，必要时给予激素治疗，以免病情恶化；若出现休克症状，应立即停药并立刻就医；用药后应避免日晒。

【适宜溶媒】5%葡萄糖注射液、0.9%氯化钠注射液。

2. 米托蒽醌

【适应证】主要用于恶性淋巴瘤、乳腺癌和急性白血病。对肺癌、黑色素瘤、软组织肉瘤、多发性骨髓瘤、肝癌、大肠癌、肾癌、前列腺癌、子宫内膜癌、睾丸肿瘤、卵巢癌和头颈部癌也有一定疗效。

【制剂与规格】注射剂：4mg；5mg；10mg。注射液：2mL∶2mg；5mL∶5mg；10mL∶10mg；10mL∶20mg；12.5mL∶25mg；15mL∶30mg。

【注意事项】用药期间应密切检查血象；使用本品有心脏疾病、用过蒽环类药物或胸部照射的患者，应密切注意心脏毒性的发生；本品遇低温可能析出结晶，可将安瓿置热水中加温，结晶溶解后使用。

【适宜溶媒】5%葡萄糖注射液、0.9%氯化钠注射液。

3. 白细胞介素-2

【适应证】用于肾细胞癌、黑色素瘤、乳腺癌等恶性肿瘤的治疗，也可以用于淋巴因子激活的杀伤细胞的培养；用于手术、放疗及化疗后的肿瘤患者的治疗，可增强机体免疫功能；用于先天和后天免疫缺陷症的治疗，提高病人细胞免疫功能；各种自身免疫病的治疗，如类风湿性关节炎、系统性红斑狼疮、干燥综合征等。

【制剂与规格】注射剂：10万U；20万U；50万U；100万U。

【注意事项】本品应从小剂量开始使用，逐渐增大剂量，应严格掌握安全剂量；使用本品期间可预防使用对葡萄球菌更敏感的抗生素，以预防感染发生。用药后发生血压下降时应补液，如无效可静滴多巴胺。

【适宜溶媒】0.9%氯化钠注射液。

三、危害药品暴露的危害性及严格管理的必要性

美国医院药师协会（ASHP）颁布的肿瘤化疗药品和细胞毒性药物（两者统称为危害药品）操作指南，将具有致癌、致畸、生殖毒性、低剂量致系列器官损伤的药物归为危害药品。按此标准，抗肿瘤药物基本属于危害药品。

对于接触危害药品的人员，在没有任何保护措施的情况下，很可能吸入药物粉尘或雾滴，或者通过皮肤直接接触，都将带来严重的不良后果，其中包括肝脏损害及患肿瘤疾病、早产及造成胎儿畸形等。

1. 危害药品暴露的危害性

1999 年以来，美国职业安全和健康官方网站先后发布了细胞毒性药物尿液中原型及其代谢物测定、DNA 损伤等专题的研究与综述，表明暴露于细胞毒性药物的工作人员，可能发生以下几方面的不良反应：①接触性皮炎和湿疹；②荨麻疹和变态反应；③恶心、呕吐、头晕；④肝、肾损害；⑤女性月经紊乱、早产、异位妊娠；⑥子女出现畸形；⑦患肿瘤；⑧血液、尿液中有细胞毒性药物或其代谢物残留，有些甚至接近治疗浓度，用之做微生物诱变试验结果发生染色体改变。基于此，有必要对危害药品进行严格管理。

2. 严格管理的必要性

危害药品的生产过程基本按照生化药的高标准、高要求在 GMP 车间里进行，并不容易出现立即明显的毒副作用。

在储运过程中，危害药品产生危害的机会虽然相对较少，却不容忽视。因为储运人员基本上都是非专业人员，缺乏相关知识和操作训练，如果出现药物包装损坏甚至破碎等情况时，容易处理不当，从而受到损伤，严重时还会影响到周围环境，造成更大危害。

在使用环节中，危害药品产生危害的可能性最大。由于药物调配的设备与环境条件、人员素质及健康状况、药物的理化性质、操作难易程度和废弃物与污物的处理等都与危害密切相关。因此必须建立危害药品严格管理的法规制度。

3. 危害药品集中调配的重要性及意义

医院静脉用药调配中心的建立，使得医院静脉输液集中调配及管理，并将危害药品的调配由原先开放环境转入洁净安全的环境中，由受过培训的药学或护理人员严格按照操作程序进行，最大程度上降低了危害药品对环境及人员的伤害。

四、危害药品的接触暴露及安全防护

1. 危害药品的接触暴露

（1）药物接触和暴露的主要途径和环节

① 调配人员接触药物的两种主要途径：吸入药物的气雾和小液滴、药物直接接触皮肤和眼睛吸收（包括外伤，如针刺）。

② 药物接触和暴露的六个主要环节：准备工作、调配过程、药物的传递、清除溢出液滴、处置药物容器及包装等废物、丢置废弃物。

（2）各环节可能发生的药物接触暴露

① 药物准备和调配过程中发生药物接触暴露的环节：从药瓶中拔出针头；使用针头、针筒转移药物；打开安瓿；从针筒、管子中排出空气；输液袋渗漏和破裂；针筒中药液过多（应少于针筒容积的3/4）。

② 废弃物丢置过程中发生药物接触暴露的环节：丢弃后没有严格封口；清除溢出

的药物时。

2. 危害药品的安全防护

（1）个人防护　①洁净服：必须穿上连体洁净服；使用对危害药品有防渗透作用的防护服装，一旦发生污染立即更换。②手套：戴双层无菌手套；通常每操作30min更换手套，或一旦发生污染立即更换手套；在戴手套前后都必须洗手。③口罩：调配操作时使用N95及以上级别口罩，紧密贴合面部皮肤。

（2）操作防护　①生物安全柜：使用Ⅱ级A2型及以上的生物安全柜；在操作时将生物安全柜前窗下沿拉至安全线以下。②隔离垫：在操作台表面铺上一块塑料背面的垫子，在调配结束后或污染时更换。③自封袋：调配好的危害药品及时放入封闭的塑料口袋之中；调配后的空西林瓶、安瓿与注射器封装在自封袋内，再丢弃在特定的垃圾箱内。

（3）操作要点　①注射器使用：针筒中的液体不能超过针筒长度的3/4，防止针栓从针筒中意外滑落；调配危害药品结束后，丢弃针筒时无需将针头套上，应立即丢入防刺容器中再处置，这样可以防止药物液滴的产生和防止针头刺伤；应将污染的器材丢置于生物安全柜内的一次性防刺容器中。②安瓿的操作：消毒时要用一块灭菌的纱布包绕着安瓿。③西林瓶的操作：由于西林瓶中气压会升高，操作时应尽量小心，避免产生药物的气雾。只需相当的气压即可轻易地抽取药物。当针头抽出时，如果瓶中压力太高会使药液溢出。④垃圾的处理：受危害药品污染的物品都必须丢弃在生物安全柜内的防刺容器内。装有危害药品的容器都必须贴有具警示性质的标签。容器宜适当封口。

五、危害药品调配操作规范

1. 人员更衣操作规范

（1）进入洁净区　在一更换下普通工作服和工作鞋，洗手；穿好指定服装并戴好发帽。在二更穿洁净区专用鞋；戴聚氯乙烯（PVC）手套；穿连体洁净服；戴第二层一次性无菌手套；戴N95及以上级别口罩。

（2）离开洁净区　脱外层手套，丢入危害药品废物垃圾箱；在二更室脱下洁净服按规定放置，内层一次性手套丢入污物桶内；在一更换工作鞋；重新进入洁净区时，亦应遵循以上操作规程。

2. 混合调配操作要点

① 在调配操作前，按操作规程启动洁净区和生物安全柜净化系统，并确认其处于正常工作状态，洁净区的温度在18～26℃；湿度在40%～65%；确认室内外压差符合规定，操作人员记录并签名。

② 抽取安瓿内药液时，注意注射器紧靠安瓿颈口抽取药液。

③ 溶解西林瓶粉针剂时，用注射器抽取适量溶媒，沿瓶壁缓慢注入西林瓶内，适当静置待内容物全部溶解，混匀无明显泡沫后，用同一或新注射器抽出药液。西林瓶

操作中应保证瓶内等压，禁止主动补气和大力抽拉针栓。

④ 配备核对岗位，待另一位药师核对无误后注入输液袋（瓶）内。

⑤ 调配结束后，再次核对，准确无误后，调配操作人员和核对人员在输液标签上签名或者盖签章，并再次清洁输液袋外表面和加药口，将危害药品输液袋单独包装后传出。空西林瓶、安瓿与注射器封装在自封袋内，再丢弃在特定的垃圾袋/箱内。

⑥ 一旦发现危害药品溢出，按溢出处理流程处理。

⑦ 经核对合格的成品输液，用适宜的塑料袋包装，危害药品输液的外包装上要有醒目的标记。

3. 清洁、消毒操作要点

每日工作结束后，清洁安全柜、地面和污物桶：先用清水清洁，待挥干后，再用消毒液擦洗地面及污物桶内外，15min后用清水擦去消毒液，再用75%酒精重复擦拭。每周一次用75%酒精擦拭消毒工作台、成品输送密闭容器、药车、不锈钢设备、凳椅、门框及门把手等。

注意事项：洁净区和一般辅助工作区的清洁工具应严格分开，不得混用。

六、危害药品溢出处理

1. 溢出包准备

在有危害药品的环境都应准备溢出包。溢出包内包括但不限于以下物品：一次性防护服、N95口罩、护目镜、乳胶/丁腈手套、鞋套、利器盒、吸水纸、有危害药品标识的医疗废弃物专用袋、一次性镊子/铲子、吸水介质、自封袋、警示牌、含氯消毒液、75%酒精、清水、创可贴。

2. 溢出处理操作流程

① 放置警示牌，处理人员戴帽子，穿一次性防护衣，戴口罩、护目镜、鞋套和双层手套等个人防护用具。

② 用一次性镊子将玻璃碎片夹入利器盒中，并注明"危害药品废弃物"标识，再置于医用废弃袋中。

③ 将吸水介质覆盖于溢出区域上，迅速吸干防止药液扩散，封于自封袋中。

④ 用一次性纱布依次用含氯消毒液、清水和75%酒精由外向内擦拭溢出处至少5次，并将丢弃的纱布/吸水介质封于自封袋中。

⑤ 将丢弃的自封袋装入有危害药品标识的医疗废弃物专用袋，脱去第一层手套，再依次脱去护目镜、防护衣、口罩、鞋套、内层手套，置于细胞毒废弃物专用袋中。

⑥ 将该废弃物专用袋封口，交由专责人员处理。

3. 溢出处理分类要求

生物安全柜内溢出时，立即停止调配工作，生物安全柜风机保持开启状态。按照溢出处理流程操作；若需清理回风槽，则需关闭生物安全柜风机；擦拭完毕后再开启风机；擦拭方向是由外向内。

　　溢出面积较小时，参照危害药品溢出处理流程操作；保持洁净区的风机和生物安全柜风机开启。

　　发生大面积／范围溢出时，当值负责人员应立即（按下警铃）告知；并通知当值人员决定是否需要紧急撤离；如无需撤离按溢出处理流程进行擦拭；如需要撤离除处置人员外，其他人员全部撤出。洁净区的风机和生物安全柜风机保持开启，清洁完毕后，30min 内不能再次使用。

　　非洁净区域溢出处理流程参照危害药品溢出处理流程。

任务7　调配氟尿嘧啶注射液成品输液

【工作任务】

调配氟尿嘧啶注射液成品输液的输液单，见表4-1。

表4-1　调配氟尿嘧啶注射液成品输液的输液单

×××××医院静脉输液单		
科室：×××	病房：×××	病历：×××
姓名：×××	年龄：×××	床号：×××
药品名称	规格	数量
氟尿嘧啶注射液	0.25g/支	2
5%葡萄糖注射液	250mL/瓶	1
用药时间：×年×月×日		用法：i.v.gtt
医生：×××　　审方：_____　　摆药：_____		
审核：_____　配液：_____　复核：_____		

【任务分析】

一、处方分析

氟尿嘧啶适宜溶媒有5%葡萄糖注射液、5%葡萄糖氯化钠注射液、0.9%氯化钠注射液。本输液单无配伍禁忌，所需药品如图4-1、图4-2。

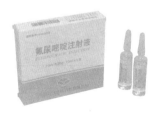

图4-1　氟尿嘧啶注射液　　　　　　　　图4-2　5%葡萄糖注射液

二、工作分析

氟尿嘧啶为危害药品，主要用于治疗消化道肿瘤，或较大剂量治疗绒毛膜上皮癌。其配置工作在生物安全柜中完成，要注意配置过程中的防护工作，溢出物的处理。配置过程要遵守安瓿的操作规范。根据静脉用药调配中心的工作流程及药师工作职责，将工作任务分为 6 个子工作任务，见图 4-3。

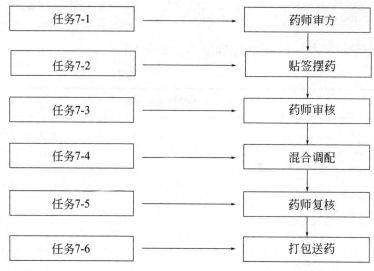

图 4-3　氟尿嘧啶注射液成品输液调配任务分解图

【任务计划】

按照静脉用药调配中心的工作程序要求，将学生分组，由组长带领组员认真学习各任务职责，对工作任务进行讨论，并进行成员分工，对每位成员应完成的工作任务内容、要求等做出任务表，并作相应评价，如表 4-2。

表4-2　调配氟尿嘧啶注射液成品输液的任务计划表

工作任务名称		调配氟尿嘧啶注射液成品输液		
工作岗位	人员及分工	工作内容	工作要求	评价
审方				
贴签摆药				
审核				
混合调配				
复核				
打包送药				

【任务实施】

任务7-1　药师审方

审方岗同学接到处方信息后，从氟尿嘧啶剂型、剂量、配伍禁忌几个方面审核处方的合理性。确认无误后，打出输液单。在审方处签字。

任务7-2　贴签摆药

贴签摆药岗同学根据输液单进行摆药。先取 250mL 5% 葡萄糖注射液一瓶，挤压液体检查有无渗漏，将输液单贴在输液瓶背面。再拿取 0.25g/ 支氟尿嘧啶注射液 2 支。氟尿嘧啶为危害药品，注意轻拿轻放。药品对照无误后，在摆药处签字。

任务7-3　药师审核

审核岗同学再次审核输液单，并对药品名称、规格、数量进行核对。确认无误后签字。将药筐放入相应的传递窗中。

任务7-4　混合调配

1. 调配前准备工作

（1）更衣　调配药师在一更更换拖鞋，采用七步洗手法洗手；进入二更穿连体洁净服，戴 N95 口罩，戴双层手套，见图 4-4。

（2）进入调配间　开启照明，用蘸有 75% 酒精的纱布按从上到下、由内而外的顺序擦拭生物安全柜内部。擦拭前窗玻璃内侧，最后擦拭回风槽。将前窗下沿拉至安全线以下。开启风机并运行 30min。

（3）准备材料　注射器、掰盖器、75% 酒精喷壶、灭菌纱布、隔离垫、自封袋、垃圾桶。

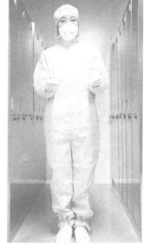

图 4-4　个人防护

2. 混合调配

（1）调配前核对　调配岗同学从传递窗中取出摆药筐。按输液标签核对 5% 葡萄糖注射液，挤压检查输液瓶有无渗漏，检查氟尿嘧啶注射液名称、规格、数量、有效期等。

（2）调配操作程序

① 消毒　打开葡萄糖注射液输液瓶拉环，用 75% 酒精消毒瓶口和安瓿瓶。

② 掰盖　找到氟尿嘧啶注射液安瓿瓶上的蓝色标记，用纱布包裹安瓿瓶颈，在蓝色标记下方瓶颈处折断安瓿，避免药液喷溅到外边。将纱布包裹的安瓿瓶顶部放入自封袋中，同样方法将另一支安瓿瓶打开。

③ 抽液　左手的食指和中指夹住安瓿瓶体，右手持注射器，针尖伸入安瓿瓶液面以下，左手拇指和无名指固定注射器前端，右手抽动活塞抽取药液，期间注意调整安瓿瓶方位，使药液集中到瓶口，将药液抽吸干净。

④ 混匀　左手固定输液瓶，右手持注射器，将注射器中吸取的药液垂直注入输液瓶中，轻轻摇匀。同样将另一支药液注入输液瓶中，混匀。整个操作过程小心谨慎，以防危害药品泄漏。

（3）调配后核对　再次检查药品和输液，确认无误后在调配处签字。调配好的药物放入自封袋中，封口。注射器、空安瓿瓶放入自封袋中，封口。将调配好的药物从传递窗传出。

氟尿嘧啶成品输液的混合调配，请扫二维码查看。

氟尿嘧啶成品输液的混合调配

3. 清场

每完成一组输液调配操作后，应当立即清洁台面，用蘸有 75% 酒精的纱布擦拭台面，除去残留药液，不得留有与下批输液调配无关的物品。

任务7-5　药师复核

复核岗同学从传递窗中取出摆药筐，核对所用输液、药品名称、用量是否相符。检查输液的澄清度，挤压检查有无渗漏。注意检查时不要将自封袋打开，以防危害药品暴露。空安瓿与注射器封装在自封袋内，丢弃在有特定标识的利器盒中。

任务7-6　打包送药

打包送药岗同学将成品输液进行分类包装，按病区放置于专用容器内，由工勤人员及时送至各病区。

【任务评价】

调配氟尿嘧啶注射液成品输液的任务评价表，见表4-3。

表4-3 调配氟尿嘧啶注射液成品输液的任务评价表

班级：　　　　　姓名：　　　　　学号：　　　　　成绩：

评价细则			评分
职业素养（10分）	着装整齐（2分），佩戴发帽（2分），无头发暴露（2分），举止文明（2分），礼貌用语（2分）		
处方审核（10分）	审核处方的合理性（5分）		
	打印处方（2分），签字（3分）		
贴签摆药（5分）	准确摆药（2分），将输液单贴于输液瓶背面（1分），签字（1分）		
	物品摆放整洁（1分）		
药师审核（5分）	根据输液单检查药品和输液（2分），签字（3分）		
混合调配（60分）	调配前准备（10分）	提前30min开启生物安全柜风机（1分）	
		一更：更换拖鞋，摆放整齐（1分），七步洗手法（2分）	
		二更：更衣，洁净服不着地（2分），戴口罩（1分），正确配戴双层无菌手套（2分），顺序正确（1分）	
	调配过程（40分）	开机，照明（2分），擦拭生物安全柜顺序正确（2分），前窗下沿在安全线以下（2分）	
		所需材料摆放正确（2分），铺上隔离垫（2分）	
		按输液标签核对输液（2分），挤压检查输液袋有无渗漏（1分），检查药品名称、规格、数量等（1分）	
		依次正确消毒安瓿瓶（2分），消毒输液瓶口（2分），砂轮划痕后，再次消毒（2分）	
		用纱布包绕着安瓿瓶打开（2分），无药液喷溅（2分）	
		持针手法正确（2分），进针角度正确（2分）	
		药液注入输液瓶中，混匀（2分）	
		在工作区操作（2分），操作中无皮肤暴露（2分）	
		安瓿瓶与垃圾均放入自封袋中，封口（2分）	
		配置后再次核对（1分），药液放入自封袋中，封口（2分），签字（1分）	
	调配后清场（10分）	清场，物品归位（3分），垃圾分类正确（2分）	
		擦拭生物安全柜（3分），关风机、照明、电源，关闭前窗（2分）	
药师复核（10分）	着装整齐，佩戴发帽，无头发暴露（2分）		
	检查药液是否抽吸干净（1分），药品、输液和标签是否一致（2分）		
	检查输液成品外观、质量（2分），核对无误签字（1分）		
	垃圾分类正确（1分），物品摆放整洁（1分）		
总分			

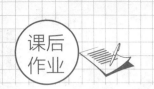

班级： 姓名： 学号： 成绩：

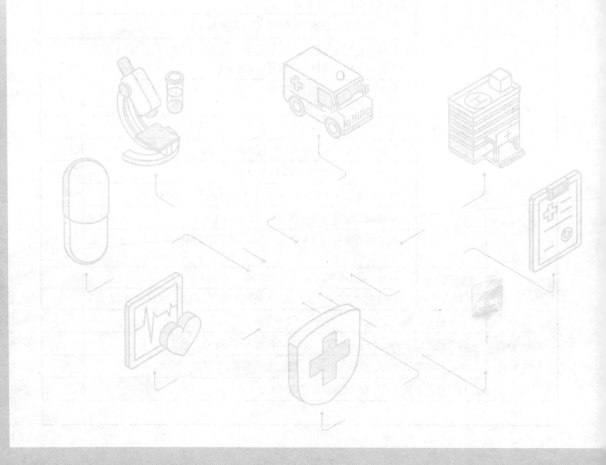

任务8　调配柔红霉素注射液成品输液

【工作任务】

调配柔红霉素注射液成品输液的输液单，见表4-4。

表4-4　调配柔红霉素注射液成品输液的输液单

×××××医院静脉输液单		
科室：×××	病房：×××	病历：×××
姓名：×××	年龄：×××	床号：×××
药品名称	规格	数量
注射用柔红霉素	20mg/支	2
0.9%氯化钠注射液	100mL/袋	1
用药时间：×年×月×日		用法：i.v.gtt
医生：×××　　　　审方：_____	摆药：_____	
审核：_____　　　配液：_____	复核：_____	

【任务分析】

一、处方分析

柔红霉素的适宜溶媒有 5% 葡萄糖注射液、5% 葡萄糖氯化钠注射液、0.9% 氯化钠注射液等。本输液单无配伍禁忌，所需药品如图 4-5、图 4-6。

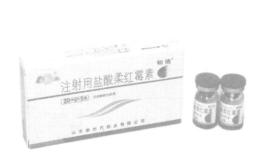

图 4-5　注射用柔红霉素

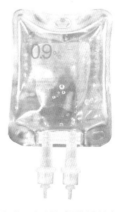

图 4-6　0.9% 氯化钠注射液

二、工作分析

柔红霉素为危害药品药物,其成品输液的配置工作在生物安全柜中完成,要注意配置过程中的防护,溢出物的处理。根据静脉用药调配中心的工作流程,将工作任务分为 6 个子工作任务,如图 4-7。

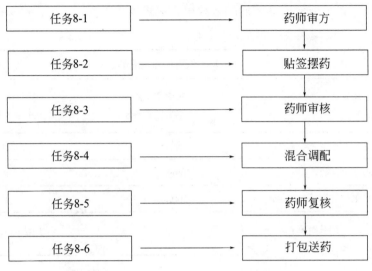

图 4-7　柔红霉素注射液成品输液调配任务分解图

【任务计划】

按照静脉用药调配中心的工作程序要求,将学生分组,由组长带领组员认真学习各任务职责,对工作任务进行讨论,并进行成员分工,对每位成员应完成的工作任务内容、要求等做出任务表,并做相应评价。如表 4-5。

表4-5　调配柔红霉素注射液成品输液的任务计划表

工作任务名称		调配柔红霉素注射液成品输液		
工作岗位	人员及分工	工作内容	工作要求	评价
审方				
贴签摆药				
审核				
混合调配				
复核				
打包送药				

【任务实施】

任务8-1　药师审方

审方岗同学接到处方信息后，从柔红霉素剂型、剂量、配伍禁忌几个方面审核处方的合理性。确认无误后，打出输液单。在审方处签字。对不合理用药的医嘱应及时与带教老师沟通并做相应的调整。

任务8-2　贴签摆药

贴签摆药岗同学根据输液单进行摆药。先取 100mL 的 0.9% 氯化钠注射液一袋，挤压液体检查有无渗漏，将输液单贴在输液袋背面。再拿取 20mg 注射用盐酸柔红霉素 2 支。柔红霉素为危害药品，注意轻拿轻放。药品对照无误后，在摆药处签字。

任务8-3　药师审核

核对岗同学再次审核输液单，并对药品名称、规格、数量进行核对。确认无误后签字。将摆药筐放入相应的传递窗中。

任务8-4　混合调配

1. 调配前准备工作

（1）更衣　调配岗同学在一更更换拖鞋，采用七步洗手法洗手；在二更穿连体洁净服，戴 N95 口罩，带双层乳胶手套。

（2）进入调配间　开启照明，用蘸有 75% 酒精的纱布擦拭生物安全柜内部，顺序是从上到下、由内而外。擦拭前窗玻璃内侧。最后擦拭回风槽。将前窗下沿拉至安全线以下。开启风机并运行 30min。

（3）准备材料　注射器、75% 酒精喷壶、灭菌纱布、隔离垫、自封袋、垃圾盒。

2. 混合调配

（1）调配前核对　调配岗同学从传递窗中取出摆药筐。按输液标签核对 100mL 的 0.9% 氯化钠注射液 1 袋，挤压检查输液袋有无渗漏，检查药品名称、规格、数量、有效期等。

（2）调配操作程序

① 消毒　打开输液袋拉环及柔红霉素西林瓶盖，用 75% 酒精消毒瓶口。

② 抽液　左手固定输液袋口，右手持注射器，将针头插入瓶塞，抽动活塞吸取 5mL 液体。如图 4-8。

③ 溶解　左手固定西林瓶，将 5mL 0.9% 氯化钠注射液注入西林瓶中。同样方法再吸取 5mL 0.9% 氯化钠注射液注入另一西林瓶中，使柔红霉素溶解。倒转西林瓶及注射器，使针头在液面以下，抽动活塞将溶解的柔红霉素药液全部吸出，拔出针头。由于西林瓶中的气压会升高，操作时应尽量小心，避免产生危害药品的气雾。如有药液溢出，应立即更换隔离垫。如图 4-9。

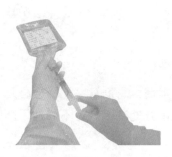
图 4-8　抽液

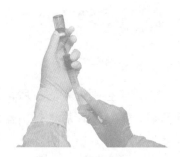
图 4-9　溶解、吸出

④ 混匀　左手固定输液袋的连接管，右手持注射器，将吸取的药液注入输液袋中。同样方法将另一支柔红霉素也注入输液瓶中，混匀。如图 4-10。

（3）调配后核对　再次检查药品和输液，确认无误后在调配处签字。调配好的药物放入自封袋中，封口。注射器、空西林瓶放入自封袋中，封口。如图 4-11。将调配好的药物从传递窗传出。

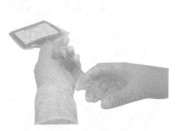
图 4-10　混匀

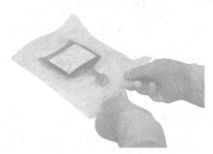
图 4-11　药液封口

柔红霉素成品输液的混合调配，请扫二维码查看。

3. 清场

每完成一组输液调配操作后，应当立即清洁台面，用蘸有75% 酒精的纱布擦拭台面，除去残留药液，不得留有与下批输液调配无关的物品。

柔红霉素成品输液的
混合调配

任务8-5　药师复核

复核岗同学从传递窗中取出摆药筐，核对所用输液、药品名称、用量是否相符。检查输液的澄清度，挤压检查有无渗漏。注意检查时不要将自封袋打开，以防危害药品暴露。装在自封袋内的空西林瓶与注射器，丢弃在有特定标识的利器盒中。

任务8-6　打包送药

打包送药岗同学将成品输液进行分类包装，按病区放置于专用容器内，由工勤人员及时送至各病区。

【任务评价】

调配柔红霉素注射液成品输液的任务评价表，见表 4-6。

表4-6　调配柔红霉素注射液成品输液的任务评价表

班级：　　　　　姓名：　　　　　学号：　　　　　成绩：

评价细则			评分
职业素养（10分）	着装整齐（2分），佩戴发帽（2分），无头发暴露（2分），举止文明（2分），礼貌用语（2分）		
处方审核（10分）	审核处方的合理性（5分）		
	打印处方（2分），签字（3分）		
贴签摆药（5分）	准确摆药（2分），将输液单贴于输液袋背面（1分），签字（1分）		
	物品摆放整洁（1分）		
药师审核（5分）	根据输液单检查药品和输液（2分），签字（3分）		
混合调配（60分）	调配前准备（10分）	提前 30min 开启生物安全柜风机（1分）	
		一更：更换拖鞋，摆放整齐（1分），七步洗手法（2分）	
		二更：更衣，洁净服不着地（2分），戴口罩（1分），正确佩戴双层无菌手套（2分），顺序正确（1分）	
	调配过程（40分）	开机，照明（2分），擦拭生物安全柜顺序正确（2分），前窗下沿在安全线以下（2分）	
		所需材料摆放正确（2分），铺上隔离垫（2分）	
		按输液标签核对输液与药品（2分），挤压检查输液袋有无渗漏（2分）	
		消毒西林瓶（2分），消毒输液袋口（2分）	
		持针手法正确（2分），进针角度正确（2分）	
		药物溶解操作规范（2分），无药液喷溅（2分），药液注入输液袋中，混匀（2分）	
		在工作区操作（3分），操作中无皮肤暴露（2分）	
		空西林瓶与垃圾均放入自封袋中，封口（2分）	
		配置后再次核对（2分），药液放入自封袋中，封口（2分），签字（1分）	
	调配后清场（10分）	清场，物品归位（3分），垃圾分类正确（2分）	
		擦拭生物安全柜（3分），关风机、照明、电源，关闭前窗（2分）	
药师复核（10分）	着装整齐，佩戴发帽，无头发暴露（2分）		
	检查药液是否抽吸干净（1分），药品、输液和标签是否一致（2分）		
	检查输液成品外观、质量（2分），核对无误签字（1分）		
	垃圾分类正确（1分），物品摆放整洁（1分）		
总分			

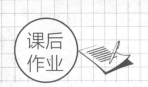

班级： 姓名： 学号： 成绩：

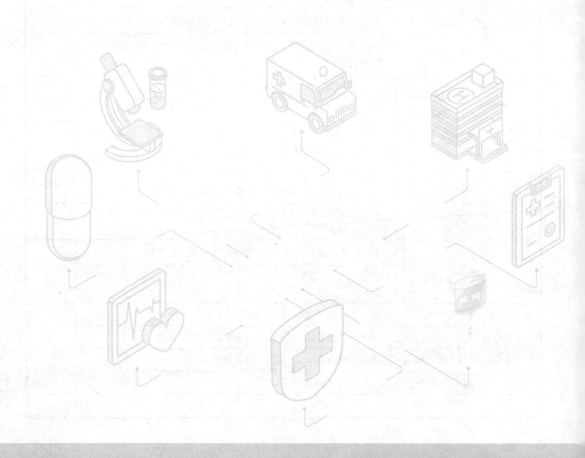

实训报告

班级：　　　　　姓名：　　　　　学号：　　　　　成绩：

实训任务	
实训目的	
实训材料	
实 训 步 骤	

项目四

危害药品的调配

续表

注意事项	
反思	

◆【项目评价】

一、选择题

（一）单项选择题

1. 下列不属于危害药品的有（　　）。

A. 注射用甲氨蝶呤　　　　　　B. 紫杉醇注射液　　　C. 盐酸托烷司琼注射液

D. 注射用盐酸柔红霉素　　　　E. 注射用顺铂

2. 抗肿瘤药物不良反应不包括（　　）。

A. 胃肠道反应　　　　　　B. 骨髓抑制　　　　　　C. 皮肤及毛发损害

D. 肾损害及膀胱毒性　　　E. 白细胞升高

3. 调配人员接触药物的主要途径（　　）。

A. 吸入药物的气雾和小液滴

B. 药物直接接触皮肤和眼睛吸收

C. 通过受污染的食物、食物容器或吸烟接触

D. 针刺伤　　　　　　E. 以上均是

4. 关于氟尿嘧啶注射液的调配，说法错误的是（　　）。

A. 氟尿嘧啶注射液打开时，需要用纱布包裹，以防药液溢出

B. 氟尿嘧啶注射液在生物安全柜中配置

C. 氟尿嘧啶注射液属于高危药品

D. 氟尿嘧啶注射液溢出后，需要更换隔离垫

E. 配置氟尿嘧啶注射液时，操作人员可佩戴一层乳胶手套

5. 危害药品调配的操作规范，说法错误的是（　　）。

A. 危害药品最好在Ⅱ级A2型及以上生物安全柜中配置，保护环境

B. 在生物安全柜台表面铺上一块隔离垫

C. 危害药品溢出，直接擦拭干净即可

D. 危害药品配置完成，需要用自封袋封口

E. 危害药品调配时需要佩戴双层手套

6. 关于注射用盐酸柔红霉素注射液的调配，说法错误的是（　　）。

A. 注射用盐酸柔红霉素粉针打开时，需要用纱布包裹，以防药液溢出

B. 注射用盐酸柔红霉素在生物安全柜中配置

C. 空西林瓶需放入垃圾袋中，封口

D. 注射用盐酸柔红霉素配置前需用75%酒精消毒瓶口

E. 注射用盐酸柔红霉素在西林瓶中完全溶解后转移到输液袋中

7. 米托蒽醌注射液属于（　　），在（　　）中配置。

A. 普通药物；水平层流台　　　　　　B. 危害药品；水平层流台

C. 普通药物；生物安全柜   D. 抗感染药物；生物安全柜

E. 危害药品；生物安全柜

8. 在生物安全柜内大量的溢出是指（   ）。

A. 体积大于 50mL 的溢出   B. 体积大于 100mL 的溢出

C. 体积大于 150mL 的溢出   D. 体积大于 200mL 的溢出

E. 体积大于 250mL 的溢出

9. 关于大量溢出的处理，错误的是（   ）。

A. 如果有人的皮肤或衣服直接接触到药物，必须立即用肥皂和清水清洗被污染的皮肤

B. 溢出地点应被隔离出来，应有明确的标记提醒该处有药物溢出

C. 必须由受过培训的人员清除

D. 记录以下信息：药物名称；大概的溢出量；溢出如何发生；处理过程等

E. 大量溢出是指在生物安全柜以外体积大于 10mL 或剂量大于 10mg 的溢出

10. 以下说法错误的是（   ）。

A. 在储存药物的区域应有适当的警告标签来提醒操作危害药品时应该注意的防护措施

B. 所有危害药品的配置均应在生物安全柜中进行

C. 在生物安全柜台表面铺上一块塑料背面的垫子

D. 垫子必须在一整天的调配结束后或垫子出现液滴时更换掉

E. 针筒中的液体不能超过针筒长度的 1/2

（二）多项选择题

1. 关于注射用盐酸柔红霉素注射液，说法正确的是（   ）。

A. 注射用盐酸柔红霉素属于高危药品

B. 用于急性粒细胞性白血病、急性淋巴细胞性白血病及其他肿瘤

C. 注射用盐酸柔红霉素为西林瓶中药物

D. 注射用盐酸柔红霉素为橘红色冻干粉末

E. 注射用盐酸柔红霉素不可用 0.9% 氯化钠注射液溶解

2. 溢出包包括（   ）。

A. 一件由无渗透性纤维织成的有袖的制服

B. 两双乳胶手套   C. 一个塑料小笤帚

D. 250mL 和 1L 的溢出控制垫   E. 护目镜

二、简答题

1. 简述危害药品的防护措施。

2. 简述危害药品溢出包有哪些物品。

项目五　全肠外营养液的调配

知识目标

1. 掌握全肠外营养液的主要组成。
2. 熟悉全肠外营养液的调配操作规程。
3. 了解全肠外营养药物的稳定性。

技能目标

1. 学会用一次性静脉营养输液袋、多腔袋注射液调配全肠外营养液。
2. 学会全肠外营养液的调配顺序。

情感目标

1. 培养学生无菌操作意识和"慎独"的工作态度。
2. 培养学生工作责任心以及团队合作意识。

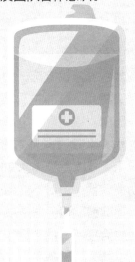

【任务资讯】

一、认识全肠外营养液

1. 什么是肠外营养及全肠外营养液

（1）肠外营养　肠外营养（parenteral nutrition，PN）指当患者无法经胃肠道摄取营养或摄取营养不能满足自身代谢需要时，通过静脉途径给予必需的营养支持，包括氨基酸、脂肪、糖类、维生素、电解质和微量元素等在内的营养要素，为患者提供能量，纠正或预防营养不良，改善营养状况的营养治疗方法。

肠外营养可分为完全肠外营养（total parenteral nutrition，TPN）和部分肠外营养（part parenteral nutrition，PPN），前者是指所有营养素均须经静脉输入，不经肠道摄入，后者是指营养素部分由静脉输注，部分经肠道摄入。

（2）全肠外营养液　全肠外营养液是将机体所需的营养素按一定的比例和速度以静脉滴注方式直接输入体内的注射剂，它能供给病人足够的能量，合成人体或修复组织所必需的氨基酸、脂肪酸、维生素、电解质和微量元素，使病人在不能进食或高代谢的情况下，仍可维持良好的营养状况，增进自身免疫能力，促进伤口愈合，帮助机体渡过危险的病程。

从制剂角度来讲，将葡萄糖、氨基酸和脂肪乳混合在一起，加入其他各种营养素后放置于一个袋子中输注，称为全合一营养液（All-in-One，AIO）。全肠外营养液的混合调配需按一定的规程，并严格遵循无菌操作的要求。如在一般环境中调配全静脉营养液则极易遭到污染，输入人体后将引起感染，后果严重。

2. 全肠外营养液的组成

全肠外营养液没有统一的配方，但必须含有全部人体所需的营养物质，应根据病人的年龄、性别、体重或体表面积及病情需要等调配。其组成成分包括水、葡萄糖、氨基酸、脂肪、维生素、电解质和微量元素。

（1）水　水分约占人体的60%，对维持机体内环境稳定和正常代谢起重要作用。正常情况下，成人每天需水2000～2500mL，婴幼儿则为成人的2～5倍，但患有肾、肺或心功能代偿失调时不能耐受这一水量。

（2）葡萄糖　葡萄糖是最常用的碳水化合物，是TPN热能的主要来源，主要提供能量和生物合成所需的碳原子，输入体内后有明显省氮效果。

（3）氨基酸　氨基酸为TPN的氮源。只有水解蛋白液或混合氨基酸输液，才能被机体利用，从而合成机体所需的各种蛋白质。目前临床上多用复方氨基酸液提供生理性静脉蛋白质营养，它由8种人体必需氨基酸和8～12种非必需氨基酸组成。

（4）脂肪　脂肪是TPN中重要的营养物质。以乳剂形式用于临床，它热量高，还可为机体提供必需脂肪酸；它无利尿作用，静脉输入后不会从尿和粪中排出，全部被机体利用。脂肪乳剂基本上是等渗液，可适用于外周静脉营养，它与氨基酸联合应用可提高后者在体内的利用率，节省机体蛋白质的消耗，改善氮平衡。

（5）维生素　维生素在人体代谢和生理功能上占有重要地位，三大营养成分的正常代谢及某些生化、生理功能都需要各种维生素的参与，处于应激状态的危重病人对维生素的需要量可显著增加。用于 TPN 的维生素制剂有复合水溶性维生素（含维生素 B_1、维生素 B_2、维生素 B_6、维生素 B_{12}、维生素 C、生物素、烟酰胺、泛酸及叶酸等）、复合脂溶性维生素（含维生素 A、维生素 D_2、维生素 E、维生素 K_1）等。

（6）电解质　电解质主要维持血液的酸碱平衡和水盐平衡，维持正常渗透压和机体细胞正常的生理功能，保持机体内环境的稳态，包括 Na^+、K^+、Mg^{2+}、Ca^{2+}、PO_4^{3-}、Cl^-，值得强调的是电解质的每天补给量不是固定不变的，应根据疾病情况，根据血、尿定期检测结果予以调整。在这些电解质中，磷的补充不可忽视，它是细胞内的主要阴离子，是缓冲系统的一部分，参与 ATP 能量储存、细胞膜组成、红细胞 2,3- 磷酸葡萄糖转移酶的氧转运系统，是促进合成代谢的重要元素。

（7）微量元素　微量元素是无机微量营养素，维持机体生理功能所必需的主要有 9 种，即锌、铜、硒、铁、钼、铬、锰、碘和氟。

能量及电解质推荐量参见表 5-1。

表5-1　全肠外营养输液推荐的能量和电解质需要量

项目	成人每日供应量（每千克体重）			新生儿与婴儿每日供应量（每千克体重）		
	基本	中等应激	高度应激	基本	中等应激	高度应激
水 /mL	30	50	100～150	100～200	125	125～150
能量 /kJ	125	146～167	209～251	376～502	523	523～627
氨基酸 /g	0.7	1.5～2	3～3.5	2.5	3.5	4
氮 /g	0.09	0.2～0.3	0.4～0.5	0.3	0.45	0.5
葡萄糖 /g	2	5	7	12～13	18～25	25～30
脂肪 /g	2	3	3～4	4	4～6	6
钠 /mmol	1～1.4	2～3	3～4	1～2.5	3～4	4～5
钾 /mmol	0.7～0.9	2	3～4	2	2～3	4～5
钙 /mmol	0.11	0.15	0.2	0.5	1	1.5～2
镁 /mmol	0.04	0.15～0.2	0.3～0.4	0.15	0.15～0.5	1
磷 /mmol	0.15	0.4	0.6～1	0.4～0.8	1.3～1.5	2.5～3.0
氯 /mmol	0.3～1.9	2～3	3～4	2～4	3～4	4～6

3. 全肠外营养液的优点

① 各种营养成分同时均匀输入，有利于机体更好地代谢、利用。溶液稳定性好，便于规范化、标准化。

② 由于高渗葡萄糖和脂肪乳剂在其中均被稀释，减少甚至避免它们单独输注时可能发生不良反应和并发症的机会。

③ 一次性静脉营养输液袋皮薄质软，在大气挤压下随着液体的排空逐渐闭合，无需空气进入袋内，降低气栓发生，减少营养液的污染机会，减少了败血症及血栓性静脉炎的发生率。

④ 基本采用"一日一袋式"的输液方法，不必像传统多瓶输液时需要更换输液瓶，因此减轻了护理工作，减少了配置时间，简化了输液设备。

4. 全肠外营养液的质量要求和特征

（1）pH　pH 应调整在人体血液缓冲能力范围内。健康人血液的 pH 约为 7.35～7.45。在这一 pH 范围内，各组织及其酶系统才能进行正常的代谢活动。所以，调配 TPN 时，一方面应考虑 TPN 的 pH 维持本身稳定性，另一方面必须注意 TPN 的 pH 应在血液缓冲能力的范围以内。

（2）渗透压　血浆渗透压一般为 280～320mmol/L，与 0.9% 氯化钠溶液渗透压相当。当输入低渗透压溶液时，水分子将进入细胞内，严重时可有溶血现象。若输入高渗溶液，细胞内水分子逸出而发生细胞皱缩，由于体内有中枢神经系统参与的调节机制，仅输入与血浆渗透压差异不大或差异虽大但输入量较小时，机体可以调整。但若注入量大或速率较快，机体调节失控，将引起细胞脱水，严重者可导致血栓形成。另外，输液的渗透压过高对血管刺激较大，尤其是通过外周静脉输注肠外营养时，可引起静脉炎、静脉栓塞。

（3）无菌，无热源，无毒性　对于某些输液如水解蛋白，要求不能含有引起过敏反应的异性蛋白。

（4）微粒异物不能超过规定　目前各国药典中规定的微粒最大应不超过 10 μm。

5. 全肠外营养药物的稳定性

（1）脂肪乳剂　脂肪乳剂由三酰甘油、磷脂、甘油及水组成，其稳定性由机械和静电排斥力维持。因同一磷脂分子具有亲水和疏水两极，故能在脂肪颗粒周围形成薄膜，构成机械屏障，使脂肪颗粒之间互相分隔。磷脂能使脂肪颗粒表面带负电荷，产生 -35mV 电位，构成能量屏障，脂肪颗粒之间相互排斥，难以靠近。这两种屏障均可阻止脂肪颗粒的聚集和融合，维持乳剂的稳定。如温度升高、pH 降低及加入电解质等多种因素可通过降低脂肪颗粒表面的负电位而减弱其相互之间的排斥力，增加凝聚机会。

（2）葡萄糖　葡萄糖注射液为酸性液体，其 pH 为 3.5～5.5，而脂肪乳剂的 pH 在 8 左右，故不能直接与脂肪乳剂混合，否则会因 pH 的急速下降而破坏脂肪乳剂的稳定性。

（3）氨基酸　氨基酸分子因其结构特点能接受或释放 H^+，形成正或负分子，因而具有缓冲和调节 pH 的作用。氨基酸在 TPN 中自身稳定，且有助于维持 TPN 的稳定。精氨酸与蛋氨酸的稳定性受温度与光照影响比较明显。

（4）电解质　TPN 中电解质的阳离子达一定浓度时，可中和脂粒表面的负电荷，减除其相互间的排斥力，促使脂粒凝聚。因此，TPN 中一价阳离子（Na^+、K^+）浓度应小于 150mmol/L；二价阳离子（Ca^{2+}、Mg^{2+}）浓度应小于 10mmol/L；未经稀释的浓电解质溶液不应与脂肪乳直接接触。

（5）维生素　某些维生素（如维生素 A、维生素 B_2）的化学性质不稳定，遇到紫外线会降解，遇到空气会发生氧化；TPN 中添加维生素后，应在 24h 内输注完毕。

（6）微量元素　TPN 中添加微量元素后，应在 24h 内输注完毕。

（7）贮存温度和时间　随着温度的升高，脂粒运动增加，其相互碰撞机会增加，易发生凝聚。添加了维生素与微量元素的 TPN 应在 24h 内输注完毕。

（8）输液袋　贮存 TPN 液的 PVC 袋可释放出增塑剂邻苯二甲酸酯（DEHP），DEHP 对脂肪微粒有破坏作用，其释放量与 TPN 液的贮存温度、时间及其中脂质的含量呈正相关。在室温 24h 内，DEHP 的释出量极少，不致引起有害作用。如采用聚乙烯醋酸酯（EVA）贮袋，则无 DEHP 的释出，故对脂肪乳剂的稳定性无影响。

6. 全肠外营养药物的配伍禁忌

（1）与磷、钙制剂配伍　磷和钙是人体每日必须摄入的元素，但二者混合后会产生不溶性晶体小微粒磷酸钙，可能引发间质性肺炎、肺栓塞、肺衰竭等危及生命的严重不良事件。磷酸钙沉淀的生成受多种因素的影响。

① 当 TPN 的 pH 较低时，$Ca(H_2PO_4)_2$ 是主要的存在形式，随着 pH 的升高，HPO_4^{2-} 更易与 Ca^{2+} 结合形成 $CaHPO_4$ 而产生沉淀，因为 $Ca(H_2PO_4)_2$ 的溶解度为 18g/L，而 $CaHPO_4$ 仅为 0.3g/L，故较低的 pH 有利于形成易溶的 $Ca(H_2PO_4)_2$。

② 在葡萄糖与氨基酸的混合液中，如钙和磷酸盐的浓度乘积超过 75mmol/L，则易在硅胶导管中形成磷酸钙沉淀。

③ 磷酸钙在温度低于 24℃，pH < 6 时易溶于水。温度的升高将促进营养液中葡萄糖酸钙的分解释放出更多的 Ca^{2+} 与 HPO_4^{2-} 结合形成沉淀。

④ TPN 中氨基酸浓度低于 2.5% 时，易发生磷酸钙沉淀。

⑤ 随着放置和输注时间的延长，形成磷酸钙沉淀的机会增加。

⑥ 氯化钙比葡萄糖酸钙更容易形成磷酸钙沉淀，因此推荐优先使用葡萄糖酸钙。由于有机磷酸盐不会解离出磷酸根，因此不会产生磷酸钙沉淀。推荐选择甘油磷酸钠作为磷酸盐来源，如需使用无机磷酸盐，又无法保证钙磷相容性时，建议单独输注磷酸盐。

（2）维生素 C 的化学性质不稳定，易降解为草酸，并与钙离子形成草酸钙沉淀，配置时维生素 C 不可与钙盐直接接触。

（3）胰岛素加入 TPN 不利于血糖控制，TPN 中添加胰岛素与单独输注胰岛素或使用长效胰岛素相比更易引起低血糖事件。不推荐在 TPN 中加入胰岛素。

TPN 成分复杂，不推荐加入肠外营养液成分之外的任何药品，以免生成沉淀或破坏稳定性。

7. 常用的全肠外营养药物

常用的全肠外营养药物见表 5-2。

表5-2　常用的全肠外营养药物

类别	通用名	商品名	规格	其他
葡萄糖	5%GS、10%GS、5%GNS		50～500mL	
	50%GS		100mL	
	25%GS		250mL	
氨基酸	复方氨基酸（9AA）		250mL	总氨基酸55.92g/L
	复方氨基酸（15AA）		250mL	总氨基酸20g/L
	复方氨基酸（18-B）	绿支安	200mL	总氨基酸103.25g/L
	复方氨基酸（18AA）		250mL	总氨基酸12.5g/L
	复方氨基酸（18AA）		500mL	总氨基酸25g/L
	复方氨基酸（18AA-Ⅰ）	凡命	250mL	总氨基酸17.5g/L
	复方氨基酸（18AA-Ⅰ）	凡命	500mL	总氨基酸35g/L
	复方氨基酸（18AA-Ⅱ）	乐凡命	5%×250mL、500mL	总氨基酸50g/L
	复方氨基酸（18AA-Ⅱ）	乐凡命	8.5%×250mL、500mL	总氨基酸85g/L
	复方氨基酸（18AA-Ⅱ）	乐凡命	11.4%×250mL、500mL	总氨基酸114g/L
脂肪乳	中/长链脂肪乳（$C_{8\sim24}$Ve）	力保肪宁	20%×100mL、250mL	
	脂肪乳（$C_{14\sim24}$）	英脱利匹特	30%×100mL、250mL	
维生素	复方脂溶性维生素	维他利匹特	10mL	
	复方水溶性维生素	水乐维他	冻干制剂	
	维生素C		1g	
	维生素B_6		50mg	
微量元素	多种微量元素	安达美	10mL	
电解质	甘油磷酸钠	格利福斯	10mL	
	氯化钾		1g	
	葡萄糖酸钙		1g	
	10%氯化钠		1g	

二、全肠外营养液的调配

1.调配全肠外营养液

（1）一次性使用静脉营养输液袋（简称营养袋），是通过进液管路向贮液袋内充入营养液，然后再经输液管路和静脉内器械（如中心静脉导管）向体内输注营养液的输液袋。它是由瓶塞穿刺器、截流夹、进液管路、输液管路、贮液袋组成。贮液袋外形多为正方形或长方形，袋身印有容量刻度线，规格有1L、2L、3L等。常用的为3L的规格，又称三升袋。如图5-1。

全肠外营养液的调配

图 5-1　一次性使用静脉营养输液袋

瓶塞穿刺器
截流夹
一次性使用
静脉营养输液袋
床号：
姓名：
配方：
3000mL
2000mL
1000mL
贮液袋
输液管路
进液管路

现代化管理和设备

目前常用的是 EVA 材质的输液袋。

（2）全肠外营养液调配操作规程

① 调配前准备　Ⅰ. 在混合调配操作前 **30min**，开启洁净区空调净化系统和水平层流台，并确认其处于正常工作状态。Ⅱ. 更衣：进入一更更换专用拖鞋；按七步洗手法洗手。用肘部推开二更门，进入二更穿连体洁净服、戴口罩、戴无菌手套。Ⅲ. 进入调配间：用肘部推开门进入调配间，用蘸有 75% 酒精的纱布从上到下、从内而外擦拭水平层流台内部。Ⅳ. 材料准备：75% 酒精喷壶、各种规格注射器、灭菌纱布、量筒、利器盒、医疗垃圾桶、砂轮、挂钩、网套。Ⅴ. 调配前核对：按输液标签核对药品名称、规格、数量、有效期等准确性和药品完好性，严格检查营养袋的有效期，输液袋、输液管道是否密闭、有无破损。确认无误，消毒药品加药口，方可进入混合调配操作程序。

② 调配顺序　Ⅰ. 将不含磷酸盐的电解质和微量元素加入到葡萄糖（或复方氨基酸）溶液中，混合均匀；Ⅱ. 将磷酸盐加入到复方氨基酸（或葡萄糖）溶液中，充分混匀，以避免局部浓度过高；Ⅲ. 用脂溶性维生素溶解水溶性维生素后加入脂肪乳中，充分混匀；Ⅳ. 关闭营养袋所有截流夹；Ⅴ. 先将葡萄糖溶液和氨基酸溶液套入网套，分别连接营养袋两路管路并倒转这两种溶液，悬挂在水平层流台的挂杆上，打开截流夹，缓慢按压，充分混匀，待葡萄糖溶液和氨基酸溶液全部流入到营养袋后，及时关闭相应截流夹，防止进入过多空气；Ⅵ. 将脂肪乳套入网套，连接相应管路并倒转脂肪乳溶液，悬挂在水平层流台的挂杆上，打开相应截流夹，缓慢按压，充分混匀，待脂肪乳全部流入到营养袋后，及时关闭相应截流夹，防止进入过多空气；Ⅶ. 拆除进液管，使袋口向上，将袋中多余空气排出后关闭截流夹，再将进液管口套上无菌帽；Ⅷ. 挤压营养袋，观察是否有液体渗出，如有渗出则应报损并重新调配。如图 5-2。

③ 注意事项　全肠外营养液严格按照流程进行混合调配操作，确保肠外营养液的稳定性。调配时要注意：Ⅰ. 磷与钙不可加入到同一载体中，避免生成磷酸钙沉淀；因此在加入氨基酸和葡萄糖混合液后，肉眼检查营养袋内有无沉淀生成，待确认无沉

淀后再加入脂肪乳。Ⅱ.葡萄糖 pH 为 3.5 ～ 5，而脂肪乳剂在 pH < 5 时，容易影响其稳定性，故葡萄糖不宜直接与脂肪乳剂混合；Ⅲ.由于脂肪乳粒表面磷脂带负电荷，电解质中一价或二价离子与之结合并中和，致使颗粒聚集或合并，乳剂破坏。因此电解质不应直接加至于脂肪乳中，以避免破坏脂肪乳分子结构，导致破乳；脂溶性维生素只能加入脂肪乳中；Ⅳ.多种微量元素注射液与甘油磷酸钠注射液应分别加入到两瓶氨基酸溶液中，避免局部浓度过高发生变色反应。

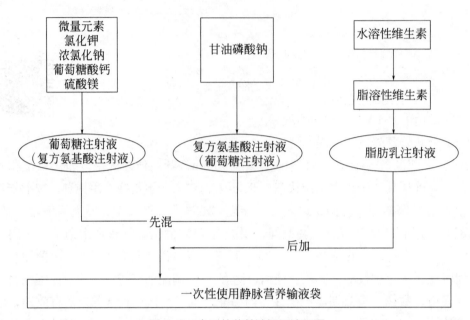

图 5-2　全肠外营养液调配流程图

此外，还需注意：操作台物品的摆放不能阻挡洁净层流，且至少距离水平层流台后壁 8cm。水平层流台外沿不得进行混合调配操作。

2. 调配以多腔袋为基础的全肠外营养液

（1）多腔袋注射液　为多腔室易混型全肠外营养制剂。常见的由葡萄糖、氨基酸和脂肪乳三种注射剂组成。其内有一个水平封隔，两个垂直封隔。底部由两个蓝色塑针端口，中间一个白色钢针端口。如图 5-3 所示。

常见的多腔袋注射液分为内袋和外袋，之间放置氧吸收剂。其内袋被可剥离封隔条分割成三个独立的腔室，分别装有葡萄糖注射液、氨基酸注射液及脂肪乳注射液。使用前，须开通可剥离封条，并将三个腔室中的液体混合均匀。一般有 2400mL、1920mL、1440mL 三种规格，其配比相对标准化，适用于不能或功能不全或被禁经口 / 肠道摄取营养的成人患者在 25℃以下保存，不得冰冻；添加药物后的混合液应立即使用，如需存放，2 ～ 8℃下混合液的放置时间不宜超过 24h。多腔袋型静脉营养输液袋避免医院内配置营养液的污染问题，能更安全便捷用于不同营养需求的患者，缺点是无法做到配方的个体化。

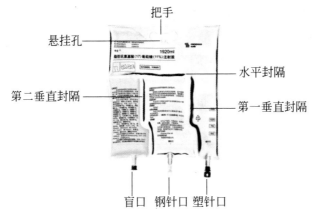

图 5-3 多腔袋注射液

（2）以多腔袋为基础全肠外营养液调配操作规程

① 调配前准备 除前文中"全肠外营养液调配操作规程"中"调配前准备"中所述以外，尚需在摆药时将多腔袋注射液水平放置，沿切口撕开外袋，取出内袋；在工作台上，将内袋自把手端紧紧向上翻卷，至可剥离封隔条打开；颠倒 3 次，使袋内溶液充分混合；将医嘱标签贴于内袋背面，与所加药品一同传入调配间待配。调配前核对药品名称、数量和规格，消毒药品加药口。

② 调配顺序 Ⅰ.将磷酸盐加入内袋内，充分混匀；Ⅱ.将微量元素加入内袋内，充分混匀；Ⅲ.用一支大容量注射液抽吸氯化钾、浓氯化钠注射液，加入卡文袋内，充分混匀；Ⅳ.将葡萄糖酸钙加入内袋内，充分混匀；Ⅴ.用脂溶性维生素溶解水溶性维生素后加入袋内，充分混匀。如图 5-4。

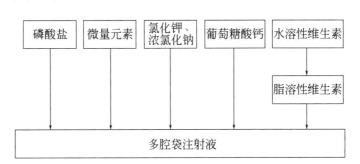

图 5-4 以多腔袋注为基础的全肠外营养液调配流程图

注意：1.首先开通可剥离封条，混匀多腔袋注射液，再进行加药

2.每次加药后必须充分混匀

③ 注意事项 为防止氨基酸变色，摆药后外包装不得提前拆除，应在混合调配操作时现场拆除。

任务9　调配全肠外营养液

【工作任务】

调配全肠外营养液的输液单，见表5-3。

表5-3　调配全肠外营养液的输液单

×××××医院静脉输液单		
科室：×××　　　　　　病房：×××　　　　　　病历：×××		
姓名：×××　　　　　　年龄：×××　　　　　　床号：×××		
药品名称	规格	数量
一次性使用静脉营养输液袋	个	1
复方脂溶性维生素注射液	10mL/支	1
注射用复方水溶性维生素		1
多种微量元素注射液	10mL/支	1
葡萄糖注射液	250mL/瓶	1
复方氨基酸注射液	500mL/瓶	1
中/长链脂肪乳注射液	250mL/瓶	1
用药时间：×年×月×日　　　　　　　　　　　用法：i.v.gtt		
医生：×××　　　审方：＿＿＿＿＿＿＿＿＿　　摆药：＿＿＿＿＿＿＿＿＿		
审核：＿＿＿＿＿＿＿＿＿　　配液：＿＿＿＿＿＿＿＿＿　　复核：＿＿＿＿＿＿＿＿＿		

【任务分析】

一、处方分析

全肠外营养液是将机体所需的营养素按一定的比例和速度以静脉滴注的方式直接输入人体内的注射剂。各种营养成分同时均匀输入，有利于机体更好的代谢利用。

二、工作分析

配置全肠外营养液必须在水平层流工作台中进行。在配置过程中要遵守无菌配置技术的操作规程，配置过程中要注意各营养素的配置顺序。根据静脉用药调配中心的工作流程及药师工作职责，将本工作任务分为6个子任务，见图5-5。

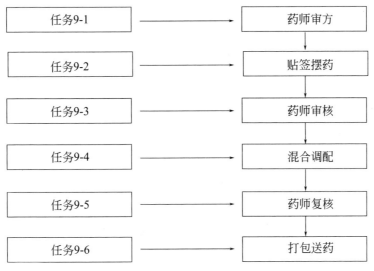

图 5-5　全肠外营养液的调配任务分解图

【任务计划】

　　按照静脉用药调配中心的工作程序要求，将学生分成若干个小组，由组长带领本组成员认真学习各任务职责，对工作任务进行讨论，并进行人员分工，对每位员工应完成的工作任务内容、完成时限和工作要求等做出任务表，如表 5-4。

表5-4　调配全肠外营养液的任务计划表

工作任务名称		调配全肠外营养液		
工作岗位	人员及分工	工作内容	工作要求	评价
审方				
贴签				
审核				
混合调配				
复核				
打包送药				

【任务实施】

任务9-1　药师审方

由于本输液单成分较多，审方岗的同学在审核时要关注是否存在配伍禁忌，以及电解质用量、溶媒补给、热量供给、热氮比和糖脂比是否合理等。确认无误后，打印输液标签，在审方处签字。

任务9-2　贴签摆药

贴签摆药岗同学应先检查输液标签内容的正确性和完整性，核对医嘱的合理性。核对无误后，在输液标签相应位置签名。根据输液标签，拿取一次性使用静脉营养输液袋（简称营养袋），将输液标签整齐地贴在营养袋上，不得覆盖原始标签或包装袋上液体名称、规格。根据输液标签，拿取脂溶性维生素注射液、水溶性维生素、多种微量元素注射液、葡萄糖注射液、复方氨基酸注射液、中/长链脂肪乳注射液各1支/瓶，放置于专用筐内，以待核对。

任务9-3　药师审核

审核岗同学按输液标签核对药品名称、规格、数量、有效期等准确性和药品完好性，严格检查营养袋的有效期、外包袋、输液袋、输液管道是否密闭、有无破损。核对无误后在输液标签相应位置签名，通过专用传递窗传递至调配间。

任务9-4　混合调配

1. 调配前准备工作

（1）在混合调配操作前30min，开启洁净区空调净化系统和水平层流台风机，并确认其处于正常工作状态。

（2）更衣　进入一更更换专用拖鞋；按七步洗手法洗手；用肘部推开二更门，进入二更穿连体洁净服、戴口罩、戴一次性无菌手套。

（3）进入调配间　用肘部推开门进入调配间。用蘸有75%酒精的纱布从上到下、由内而外擦拭水平层流台内部。将摆有药品容器的药车推至水平层流台附近的相应位置。

（4）材料准备　棉签、75%酒精喷壶、各种规格注射器、灭菌纱布、利器盒、医疗垃圾桶、砂轮、挂钩、网套。

2. 调配操作程序

（1）调配前核对　按输液标签核对药品名称、规格、数量、有效期等的准确性和药品完好性，严格检查营养袋的有效期，输液管道是否密闭、有无破损；并再次检查选用的溶媒与基础输液的适宜性、静脉用药品配伍以及剂量的合理性。

（2）按输液标签将药品有序摆放于水平层流台操作台面，按规定对药品西林瓶/安

瓶及基础输液袋 / 瓶操作部位进行消毒。

（3）根据调配任务选用 20mL 一次性注射器，从开口处撕开，旋转针头连接注射器，固定针头，拉动针栓检查有无漏气。微量元素、水溶性维生素、脂溶性维生素的注射器应分别独立使用并做好相应标识。

（4）全肠外营养液必须按顺序进行混合调配操作：

① 先将微量元素加入氨基酸溶液中，充分混匀，以避免局部浓度过高。

② 用脂溶性维生素溶解水溶性维生素后加入脂肪乳中，充分混匀。

③ 关闭营养袋所有截流夹；分别将进液管连接到氨基酸、葡萄糖、脂肪乳溶液中。

④ 倒转这三种输液容器，悬挂在水平层流台的挂杆上。打开葡萄糖液和氨基酸溶液的截流夹，缓慢按压，充分混匀，待这两种溶液全部流入营养袋后，关闭截流夹。

⑤ 打开脂肪乳溶液的截流夹，缓慢按压，充分混匀，等脂肪乳溶液全部流入营养袋后，充分混匀，关闭截流夹。

⑥ 拆除进液管，使输液袋口向上，将袋中多余空气排出后关闭截流夹，再将进液管口套上无菌帽。

⑦ 挤压营养袋，观察是否有液体渗出，如有渗出则应报损并重新调配。

（5）审核输液标签上药品名称以及用量、用法、用量计算等信息与调配所用过的药品空西林瓶、空安瓿相关信息相一致，准确无误后在贴于营养袋的输液标签上签名。

（6）检查截流夹是否关闭，确认无误后，通过传递窗将成品全肠外营养液与相关的空西林瓶、空安瓿瓶传出。

全肠外营养液的混合调配，请扫二维码查看。

全肠外营养液的混合调配

3. 清场

每完成一组输液调配操作后，应当立即清洁台面，用蘸有 75% 酒精的纱布擦拭台面，除去残留药液，不得留有与下批输液调配无关的物品。

任务9-5　药师复核

复核岗同学根据输液标签核对药品名称、规格、用量等以及药品有效期，应重点核对成品全肠外营养液质量，有无变色、分层破乳。核对输液夹、截流夹是否关闭，是否套无菌帽，营养袋有无渗漏。确认无误后签名。非整瓶 / 支用量药品标记是否完整清楚、清晰，计算是否正确。将空西林瓶、空溶液瓶弃于双层黄色医疗垃圾袋中，空安瓿弃于利器盒内。

任务9-6 打包送药

全肠外营养液应用专用包装袋包装避免交叉污染，应轻拿轻放，要避免重压。打包结束后，将输液成品交至病区。用固定转运箱，避免剧烈晃动，以防输液夹与截流夹松动。

【任务评价】

全肠外营养液调配任务评价表，见表5-5。

表5-5　全肠外营养液调配任务评价表

班级：　　　　　姓名：　　　　　学号：　　　　　成绩：

评价细则			评分
职业素养（10分）	着装整齐（2分），佩戴发帽（2分），无头发暴露（2分），举止文明（2分），礼貌用语（2分）		
处方审核（10分）	审核处方的合理性（5分）		
	打印处方（2分）签字（3分）		
贴签摆药（5分）	准确摆药（2分），将输液单贴于营养袋上（1分），签字（1分）		
	物品摆放整洁（1分）		
药师审核（5分）	根据输液单检查药品和输液（2分），签字（3分）		
混合调配（60分）	调配前准备（10分）	提前30min开启水平层流台风机（1分）	
		一更：更换拖鞋，摆放整齐（1分），七步洗手法（2分）	
		二更：更衣，衣服不着地（2分），戴口罩（1分），正确佩戴无菌手套（2分），顺序正确（1分）	
	调配过程（40分）	开机，照明（2分），擦拭水平层流台顺序正确（2分）	
		物品摆放正确（2分），在工作区操作（3分），检查药品与输液单是否一致（2分）	
		依次正确消毒安瓿瓶口（2分）、西林瓶口（1分）、输液袋口（2分）	
		将微量元素正确加入氨基酸溶液中，持针手法正确，无药液喷溅（4分）	
		用脂溶性维生素溶解水溶性维生素后，加入脂肪乳中，持针手法正确，无药液喷溅（5分）	
		正确关闭、打开进液管夹，顺序正确（5分）	
		氨基酸、葡萄糖、脂肪乳进液顺序正确（5分）	
		进液过程中注意缓慢按压，充分混匀（2分）	
		配置后再次核对（2分），签字（1分）	
	调配后清场（10分）	清场，物品归位（3分），垃圾分类正确（2分）	
		擦拭水平层流台（3分），关风机、照明、电源（2分）	
药师复核（10分）	着装整齐，佩戴发帽，无头发暴露（2分）		
	检查药液是否抽吸干净（1分），药品、输液和标签是否一致（2分）		
	检查输液成品外观、质量（2分），核对无误签字（1分）		
	垃圾分类正确（1分），物品摆放整洁（1分）		
总分			

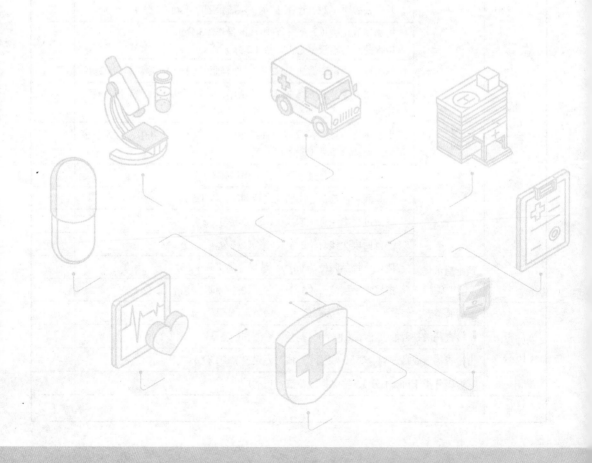

任务10　调配以多腔袋为基础的全肠外营养液

【工作任务】

调配以多腔袋为基础的全肠外营养液的输液单，见表5-6。

表5-6　调配以多腔袋为基础的全肠外营养液的输液单

×××××医院静脉输液单		
科室：×××　　　　病房：×××		病历：×××
姓名：×××　　　　年龄：×××		床号：×××
药品名称	规格	数量
复方脂溶性维生素注射液	10mL/支	1
注射用复方水溶性维生素		1
多种微量元素注射液	10mL/支	1
多腔袋注射液	1440mL/袋	1
用药时间：×年×月×日　　　　　　　用法：i.v.gtt		
医生：×××　　　审方：_____　　摆药：_____		
审核：_____　　配液：_____　　复核：_____		

【任务分析】

一、处方分析

多腔袋注射液为肠外营养药物，为市场上已有的成品，可满足轻中度代谢下的营养需要。根据患者个体化给药的需求，可在现有成品的基础上对其中成分进行合理的调整。

二、工作分析

配置以多腔袋为基础的肠外营养液必须在水平层流台中进行。在配置过程中要遵守无菌配置技术的操作规程，配置过程中要注意配置顺序。根据静脉用药调配中心的工作流程及药师工作职责，将本工作任务分为六个子工作任务，见图5-6。

项目五

全肠外营养液的调配

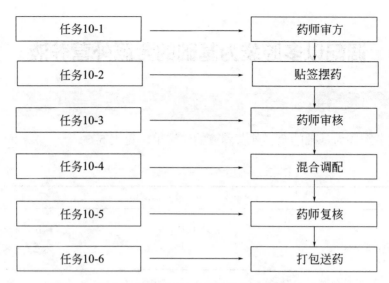

图 5-6　以多腔袋为基础的全肠外营养液调配任务分解图

【任务计划】

　　按照静脉用药调配中心的工作程序要求，将学生分成若干个小组，由组长带领本组成员认真学习各任务职责，对工作任务进行讨论，并进行人员分工，对每位员工应完成的工作任务内容、完成时限和工作要求等做出任务表，如表5-7。

表5-7　调配以多腔袋为基础的全肠外营养液任务计划表

工作任务名称		调配以多腔袋为基础的全肠外营养液		
工作岗位	人员及分工	工作内容	工作要求	评价
审方				
贴签摆药				
审核				
混合调配				
复核				
打包送药				

【任务实施】

任务10-1　药师审方

　　肠外营养用药的多腔袋注射液医嘱审核时，关注是否存在配伍禁忌，以及电解质用量、溶媒补给、热量供给、热氮比和糖脂比是否合理等。经审核合格的用药医嘱，由审方药师确认后打印输液标签。

任务10-2　贴签摆药

贴签摆药前应检查输液标签内容的正确性和完整性，核对医嘱的合理性。核对无误后，在输液标签相应位置签名。根据输液标签，拿取多腔袋注射液，水平放置，去除外包装，取出内袋。并将内袋自把手端紧紧向上翻卷，至可剥离封隔条打开；颠倒3次，使袋内溶液充分混合；将医嘱标签贴于内袋背面，根据输液标签，拿取脂溶性维生素注射液、水溶性维生素、多种微量元素注射液各1支/瓶，放置于专用筐内，以待核对。

任务10-3　药师审核

核对人员按输液标签核对药品名称、规格、数量、有效期等准确性和药品完好性，严格检查多腔袋的有效期，内袋是否密闭、有无破损。核对无误后在输液标签相应位置签名，通过专用传递窗传递至调配间。

任务10-4　混合调配

1. 调配前准备工作

（1）在混合调配操作前30min，开启洁净区空调净化系统和水平层流台风机，并确认其处于正常工作状态。

（2）更衣　进入一更更换专用拖鞋；按七步洗手法洗手；用肘部推开二更门，进入二更穿连体洁净服、戴口罩、戴一次性无菌手套。

（3）进入调配间　用肘部推开门进入调配间。用蘸有75%酒精的纱布从上到下、由内而外擦拭水平层流台内部。将摆有药品容器的药车推至水平层流台附近的相应位置。

（4）材料准备　棉签、75%酒精喷壶、各种规格注射器、灭菌纱布、利器盒、医疗垃圾桶、砂轮、挂钩、网套。

2. 调配操作程序

（1）调配前的核对　按输液标签核对药品名称、规格、数量、有效期等准确性和药品完好性，严格检查多腔袋注射液的有效期，内袋是否密闭、有无破损；并再次检查选用的溶媒与基础输液的适宜性、静脉用药品配伍以及剂量的合理性。

（2）按输液标签将药品有序摆放于水平层流台操作台面，然后按规定对药品西林瓶/安瓿及基础输液袋/瓶操作部位进行消毒。

（3）根据调配任务及药品特点选用20mL一次性注射器，旋转针头连接注射器，固定针头，拉动针栓检查有无漏气。混合调配中随时固定针栓，防针栓脱落。微量元素、水溶性维生素、脂溶性维生素的注射器应分别独立使用并做好相应标识。

（4）按顺序进行混合调配操作：

①除去钢针口的防破坏标签并消毒。

②将微量元素加入内袋内，缓慢按压，充分混匀，以避免局部浓度过高。

③ 用脂溶性维生素溶解水溶性维生素后加入袋内，缓慢按压，充分混匀。

（5）审核输液标签上药品名称以及用量、用法、用量计算等的信息与调配所用过的药品空西林瓶、空安瓿相关信息相一致，准确无误后在贴于内袋背面的输液标签上签名。

（6）通过传递窗将成品全肠外营养液与相关的空西林瓶、空安瓿等传送至校对包装区。

以多腔袋为基础的全肠外营养液的混合调配，请扫二维码查看。

以多腔袋为基础的全肠外营养液的混合调配

3. 清场

每批次操作完成后应立即整理、清洁台面，用蘸有 75% 酒精的纱布擦拭台面，不得留有与下批输液混合调配无关的药物、余液、用过的注射器和其他物品。

任务10-5　药师复核

复核岗同学根据输液标签核对药品名称、规格、用量以及药品有效期等，应重点核对成品肠外营养液质量，有无变色、分层破乳。核对内袋有无渗漏。确认无误后签名。非整瓶／支用量药品标记是否完整清楚、清晰，计算是否正确。将空西林瓶、空溶液瓶弃于双层黄色医疗垃圾袋中，空安瓿弃于利器盒内。

任务10-6　打包送药

全肠外营养液应使用专用包装袋，单独核对包装避免交叉污染，注意轻拿轻放，要避免重压。打包结束后，将输液成品交至病区。用固定转运箱，避免剧烈晃动。

【任务评价】

以多腔袋为基础的全肠外营养液调配任务评价表，见表5-8。

表5-8　以多腔袋为基础的全肠外营养液调配任务评价表

班级：　　　　　姓名：　　　　　学号：　　　　　成绩：

评价细则			评分
职业素养（10分）	着装整齐（2分），佩戴发帽（2分），无头发暴露（2分），举止文明（2分），礼貌用语（2分）		
处方审核（10分）	审核处方的合理性（5分）		
	打印处方（2分），签字（3分）		
贴签摆药（5分）	准确摆药（2分），将输液单贴于内袋背面（1分），签字（1分）		
	物品摆放整洁（1分）		
药师审核（5分）	根据输液单检查药品和输液（2分），签字（3分）		
混合调配（60分）	调配前准备（10分）	提前30min开启水平层流台风机（1分）	
		一更：更换拖鞋，摆放整齐（1分），七步洗手法（2分）	
		二更：更衣，衣服不着地（2分），戴鞋套、口罩（1分），正确佩戴无菌手套（2分），顺序正确（1分）	
	调配过程（40分）	开机，照明（1分），擦拭水平层流台顺序正确（2分）	
		物品摆放正确（2分），在工作区操作（3分），检查药品与输液单是否一致（2分）	
		取出内袋，从内袋把手边向端口边紧紧卷起，直到垂直密封条被挤压打开（5分）	
		颠倒3次，可以使袋内液体充分混合（5分）	
		依次正确消毒安瓿瓶口（2分）、西林瓶口（2分）、多腔袋进药口（2分）	
		用脂溶性维生素溶解水溶性维生素后，加入三腔袋中，持针手法正确，无药液喷溅（5分）	
		将微量元素正确加入内袋中，持针手法正确，无药液喷溅（4分）	
		加药后缓慢按压，充分混匀（2分）	
		配置后再次核对（2分），签字（1分）	
	调配后清场（10分）	清场，物品归位（3分），垃圾分类正确（2分）	
		擦拭水平层流台（3分），关风机、照明、电源（2分）	
药师复核（10分）	着装整齐，佩戴发帽，无头发暴露（2分）		
	检查药液是否抽吸干净（2分），药品、输液和标签是否一致（2分）		
	检查输液成品外观、质量（1分），核对无误签字（1分）		
	垃圾分类正确（1分），物品摆放整洁（1分）		
总分			

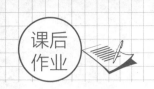

班级：　　　　　姓名：　　　　　学号：　　　　　成绩：

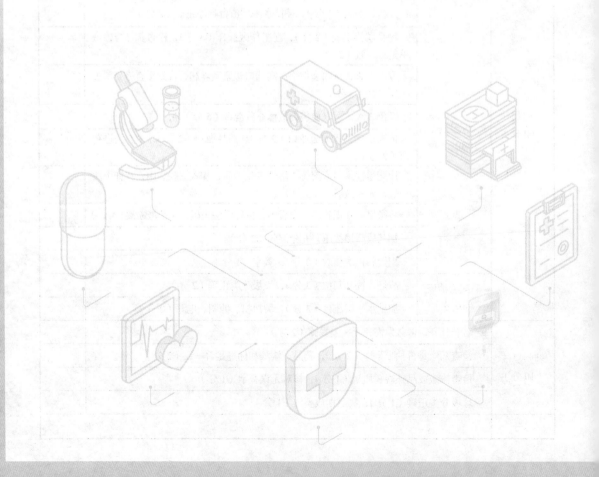

实训报告

班级：　　　　　姓名：　　　　　学号：　　　　　成绩：

实训任务	
实训目的	
实训材料	
实训步骤	

续表

注意事项	
反思	

【项目评价】

一、选择题

（一）单项选择题

1. 下列哪一选项不是全肠外营养液的优点（　　　）。

   A. 各种营养成分接近生理条件　　　　B. 各种营养成分均匀输入

   C. 避免过度营养　　　　　　　　　　D. 一次一袋式

   E. 减少了代谢性并发症

2. 以下不属于全肠外营养液质量要求的是（　　　）。

   A. pH　　　　　　　　B. 渗透压　　　　　　C. 澄明度

   D. 热原　　　　　　　E. 黏度

3. 当营养液的 pH 下降至（　　　）以下时，脂肪乳的稳定性受到影响。

   A. 5.0　　　　　　　　B. 7.0　　　　　　　　C. 7.35

   D. 7.45　　　　　　　E. 7.55

4. 下列说法错误的是（　　　）。

   A. 葡萄糖液为酸性液体，其 pH 为 3.5～5.5，而脂肪乳剂的 pH 在 8 左右，故不能直接与脂肪乳剂混合，否则会因 pH 的急速下降而破坏脂肪乳剂的稳定性

   B. TPN 中应有较高浓度的氨基酸，其液量通常不要少于葡萄糖液量

   C. 维生素 C 降解可以和钙发生反应形成不稳定的草酸钙

   D. 微量元素制剂在营养液中经高温或冷冻 24h 后仍可保持稳定

   E. 贮存 TPN 液的 EVA 袋可释放出增塑剂 DEHP，它对脂肪微粒有破坏作用

5. 多腔袋注射液（1440mL/ 袋）内含钾（　　　）。

   A. 4mmol　　　　　　B. 15mmol　　　　　　C. 24mmol

   D. 39mmol　　　　　E. 46mmol

6. 以下说法正确是（　　　）。

   A. 抗生素、血浆制品、白蛋白等不能加入 TPN 中，应单独输注

   B. 在 TPN 调配后，不必将袋子内多余的空气排净

   C. 在调配 TPN 时，丙氨酰谷氨酰胺必须加入到氨基酸中，并且必须以不少于 3 倍的氨基酸溶液或含有氨基酸输液为溶媒混匀

   D. 在调配 TPN 营养液时，含钙制剂和磷酸盐可以加入相同的溶液内进行稀释

   E. 在调配 TPN 营养液时，微量元素可以与维生素一起加入氨基酸中

7. 关于一次性使用静脉营养输液袋，以下说法错误的是（　　　）。

   A. 摆药时检查输液袋完整性

   B. 配置前打开一次性使用静脉营养输液袋所有截流夹

   C. 配置结束后，检查营养袋有无渗漏，关闭输液夹、截流夹，套上无菌帽

D. 复核时，核对输液夹、截流夹是否关闭，是否套无菌帽，输液袋无渗漏

E. 打包送药时，用固定转运箱

（二）多项选择题

1. 配置完成后，目视检查一次性使用静脉营养输液袋内有无（　　　）。

 A. 混浊   B. 异物   C. 变色

 D. 沉淀   E. 分层

2. 一次性使用静脉营养输液袋由（　　　）组成。

 A. 进液管路   B. 贮液袋   C. 输液管路

 D. 防重开启截流夹   E. 瓶塞穿刺器

3. 完成全肠外营养液的调配后，以下说法正确的是（　　　）。

 A. 要将袋中的气体排出，为最大程度地减少还原性维生素的氧化反应

 B. 要将袋中的气体排出，有氧气存在时，多不饱和脂肪酸和必需脂肪酸会发生过氧化和释放基团，导致氧化应激和中毒

 C. 无需将袋中的气体排出

 D. 最好现配现用

 E. 药师应仔细检查有无发黄、变色、混浊、沉淀等现象出现

4. 多腔袋注射液的三个腔室中分别是（　　　）。

 A. 葡萄糖   B. 脂肪乳   C. 氨基酸

 D. 微量元素   E. 维生素

二、简答题

1. 简述 TPN 中影响脂肪乳稳定性的因素。

2. 简述 TPN 混合调配中操作流程。

项目六 静脉输液药物调配综合实训与考核

知识目标
1. 掌握 PIVAS 各岗位操作技术规程。
2. 熟悉 PIVAS 常用药物的分类。

技能目标
1. 学会 PIVAS 各岗位操作技术规范。
2. 学会处理工作中出现的意外及特殊情况。

情感目标
1. 培养学生无菌操作及安全防护意识,"慎独"的工作态度。
2. 培养学生持续专注、开拓进取、精益求精的"工匠"精神。

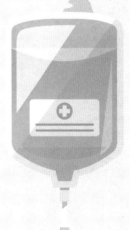

综合实训与考核指导原则与考核方式

　　静脉用药调配中心的标准操作流程为：医师开具静脉输液治疗用药医嘱→用药医嘱信息传递→药师审核→打印输液标签→贴签摆药→核对→加药混合调配→成品输液核对→成品输液分病区打包→由工勤人员送至病区。综合实训及考核时，根据上述工作流程，将实训考核项目分为审方、摆药、混合调配、核对四个岗位模块，学生分为若干工作小组，个人操作及团队协作相结合，完成实训及考核任务。

　　综合实训考核充分利用教学实训模拟软件和实训基地，采用上机模拟考核与实训操作考核相结合的形式，综合对学生技能进行评价。同学们应掌握每个岗位模块的操作规程和技术规范，具有一定的独立工作能力，实训考核时，将分别进行每个岗位的操作考核。

考核1 审方岗位操作实训考核

教师准备20个静脉用药调配中心常用处方，每位同学从中随机抽取3个，进行审方岗位操作考核，考核内容及操作要点，见表6-1。

表6-1 审方岗位操作实训考核表

<table>
<tr><td colspan="4">审方岗位操作实训考核表</td></tr>
<tr><td>班级：</td><td>学号：</td><td colspan="2">姓名：   得分：</td></tr>
<tr><td>考核内容</td><td>操作要点</td><td>总分</td><td>得分</td></tr>
<tr><td>接收医嘱</td><td>审方药师接收用药医嘱信息，对医嘱进行审核</td><td>10</td><td></td></tr>
<tr><td rowspan="4">审核医嘱</td><td>1.合法性审核：用药医嘱来源、处方类别、医师的处方权限、医师签名等</td><td>20</td><td></td></tr>
<tr><td>2.规范性审核：逐项检查用药医嘱的内容，包括患者姓名、住院号、病房（区）、床号、性别、年龄、体重或体表面积、临床诊断、药物过敏史、应标注滴注速度等是否正确、完整、清晰，有无遗漏信息。用药医嘱是否有效，医师签字或签章与备案字样是否一致等</td><td>20</td><td></td></tr>
<tr><td>3.适宜性审核：（1）规定必须做皮试的药品，处方医师是否注明过敏试验及结果的判定；（2）处方用药与临床诊断或功能主治的相符性；（3）确认用药医嘱的药品品种、剂型、规格、给药途径、用法、用量、给药时间、频次和疗程的正确性与适宜性；（4）是否有重复给药现象；（5）确认用药混合配伍的合理性、相容性和稳定性；（6）确认选用溶媒品种及溶媒用量的适宜性；（7）儿童、老年人、孕妇及哺乳期妇女用药，是否有禁忌使用的药物；（8）应用抗菌药物、麻醉药品、精神药品、毒性药品、放射药品是否有禁忌使用的药物；（9）是否存在超说明书用药；（10）药物经济性审核，如用药医嘱所选药品品种、规格、用量对患者和调配是否经济；（11）是否存在潜在临床意义的药物之间或药物与食物之间的相互作用；（12）无正当理由不首选国家基本药物的；（13）其他用药不适宜。若以上任意一项有问题，则判断为用药医嘱不适宜。审核后签字</td><td>20</td><td></td></tr>
<tr><td>审核发现不合理医嘱</td><td>1.提出审核意见或建议，反馈给医师进行修改或重新开具用药医嘱。
2.医师拒绝修改或拒绝重新调整开具用药医嘱的，药师应及时向药学部门主任或医务部门请示处理。
3.有严重错误或者有配物禁忌用药医嘱，医师又拒绝修改纠正的，药师应当拒绝调配</td><td>20</td><td></td></tr>
<tr><td>打印输液标签</td><td>经审方药师审核判断为合理的用药医嘱信息，打印输液标签</td><td>10</td><td></td></tr>
</table>

考核2　摆药岗位的考核

　　根据静脉用药调配中心的岗位实际需要，摆药岗位的考核分为两个部分：药物分类考核和摆药实训操作考核。

2-1　药物分类考核

　　根据表6-2，写出以下药物的药理学分类，并选择适宜的调配间。

表6-2　药物分类考核表

药物	分类	调配间（水平层流台/生物安全柜）
环磷酰胺		
长春新碱		
苄星青霉素		
氨茶碱		
亚胺培南－西司他丁		
奥美拉唑		
地塞米松磷酸钠		
利巴韦林		
左氧氟沙星		
紫杉醇		
西咪替丁		
氨曲南		
布美他尼		
丙戊酸钠		
奥硝唑		
蔗糖铁		
托烷司琼		
克林霉素		
多西环素		
硝酸异山梨酯		
头孢他啶		
哌拉西林		
卡铂		
甲钴胺		
甲氨蝶呤		
复方氨基酸		
丙氨酰谷氨酰胺		
氯化钾		
阿奇霉素		
葡萄糖酸钙		

2-2 摆药岗位操作实训考核

　　每位同学从 20 个处方中随机抽取 3 个，进行摆药岗位操作考核，考核内容及操作要点，见表6-3。

表6-3　摆药岗位操作实训考核表

摆药岗位操作实训考核表			
班级：　　　　　学号：　　　　　　　　姓名：　　　　　　　　得分：			
考核内容	操作要点	总分	得分
摆药前	检查输液标签内容的正确性和完整性，如有错误，应及时通知相关人员进行修改纠正 未经药师审核的输液标签不得贴签摆药	10	
摆药前	对危害药品、需冷藏药品或有的高危药品应分开单独摆药	10	
摆药前	按输液标签中药物性质、用药时间、批次，使用不同颜色摆药筐	10	
摆药过程	根据输液标签，拿取对应药品和输液，核对药物名称、规格和数量，放于相应的摆药筐内	20	
摆药过程	贴签前应对药品与输液进行检查，包括：包装是否有破损、液体有无异常，如结晶、异物、颜色变化、有效期等，确认无误后方可贴签	20	
摆药过程	正确粘贴输液标签	10	
摆药过程	签名或盖章	10	
核对	再次审核输液标签、药物名称、规格和数量	10	

考核3 混合调配岗位的考核

调配岗位操作考核分为两部分进行，分别考查在水平层流台调配间和生物安全柜调配间的调配操作。

3-1 水平层流台岗位操作实训考核表

每位同学从10个在水平层流台调配的处方中随机抽取1个，进行调配岗位操作考核，考核内容及操作要点，见表6-4。

表6-4 水平层流台操作实训考核表

水平层流台操作实训考核表				
班级：	学号：	姓名：		得分：
考核内容	操作要点		总分	得分
混合调配前	环境准备：在操作前30min，开启洁净区空调净化系统和水平层流台风机，并确认其处于正常工作状态		5	
	物品准备：棉签、75%酒精、一次性注射器、纱布、利器盒、医疗垃圾桶、掰盖器		5	
	一更：更换专用拖鞋；按七步洗手法洗手		5	
	二更：进入二更穿连体洁净服、戴口罩、戴一次性无菌手套。用肘部推门进入调配间，确保手套不被污染		10	
	清洁与消毒：用蘸有75%酒精的无纺纱布从上到下、从内到外擦拭水平层流台内部		5	
	物品摆放：内区（距离高效过滤器10～15cm）放置已打开的安瓿和其他已开包装的无菌物品；外区（距离台边15～20cm）放置有外包装的注射器和其他带外包装的物品。大件物品之间应至少间隔15cm，小件物品之间至少间隔5cm		10	
	核对：按输液标签核对药品名称、规格、数量、有效期等准确性和药品完好性		5	
混合调配	选用适宜的一次性注射器，拆除外包装，旋转针头连接固定注射器，将注射器垂直放置于水平层流台的内侧。将输液袋/瓶放置于水平层流台的操作区域，用75%酒精消毒输液袋/瓶的进针处		15	
	安瓿瓶装药品	用75%酒精消毒安瓿瓶颈，并在水平层流台侧壁打开安瓿瓶（避免朝向高效过滤器方向），用注射器抽取所需药液，注入输液袋/瓶中，轻轻摇匀。注意：在工作区完成操作	20	
	西林瓶装药品	用75%酒精消毒西林瓶胶塞。先用注射器抽取适量溶媒，注入粉针剂的西林瓶内，必要时可轻轻摇动或置振荡器上助溶，待完全溶解后，用同一注射器抽出所需要的药液量，注入输液袋/瓶内，轻轻摇匀。注意：在工作区完成操作	20	
混合调配后	再次核对输液标签上的药品名称、规格、用量等，并在输液标签的相应位置签名或盖章，并将调配好的成品输液、空安瓿一并放入摆药筐内		10	
	将摆药筐放入传递窗，准备成品核对		5	
	清洁台面，用蘸有75%酒精的纱布擦拭台面，除去残留药液，不得留有与下批输液混合调配无关的物品		5	

3-2 生物安全柜岗位操作实训考核

每位同学从 10 个在生物安全柜配置的处方中随机抽取 1 个，进行调配岗位操作考核，考核内容及操作要点，见表6-5。

表6-5 抗感染药物生物安全柜操作实训考核表

抗感染药物生物安全柜操作实训考核表				
班级：		学号： 姓名：	得分：	
考核内容		操作要点	总分	得分
混合调配前		一更：进入一更更换专用拖鞋；按七步洗手法洗手	5	
		二更：进入二更穿连体洁净服、戴口罩、戴一次性无菌手套。用肘部推门进入调配间	10	
		环境准备：操作前 30 min，启动洁净控制区空调净化系统和生物安全柜风机，并确认其处于正常工作状态	5	
		物品准备：棉签、75% 酒精、一次性注射器、掰盖器、纱布、利器盒、医疗垃圾桶等	5	
		清洁与消毒：用蘸有 75% 酒精的无纺纱布从上到下、从内到外擦拭生物安全柜内部及回风槽	5	
		将前挡玻璃拉至安全线以下，确保负压；生物安全柜内物品放置于工作台中央区域，不得遮挡回风槽	10	
		核对：按输液标签核对药品名称、规格、数量、有效期等。确认无误后，方可开始混合调配	5	
混合调配		选用适宜的一次性注射器，拆除外包装，旋转针头连接固定注射器，将注射器垂直放置于水平层流台的内侧。将输液袋/瓶放置于水平层流台的操作区域，用 75% 酒精消毒输液袋/瓶的进针处	15	
	安瓿瓶装药品	用 75% 酒精消毒安瓿瓶颈，在生物安全柜侧壁打开，应当避免朝向高效过滤器方向打开，以防药液喷溅到高效过滤器上。用注射器抽取所需的药液，注入输液袋/瓶中，轻轻摇匀	20	
	西林瓶装药品	用 75% 酒精消毒西林瓶胶塞。先用注射器抽取适量溶媒，注入西林瓶内，必要时可轻轻摇动或置振荡器上助溶，待完全溶解后，用同一注射器抽出所需要的药液量，注入输液袋/瓶内，轻轻摇匀	20	
混合调配后		再次核对输液标签上的药品名称、规格、用量等，并在输液标签的相应位置签名或盖章，并将调配好的成品输液、空安瓿一并放入摆药筐内	10	
		将成品输液放入传递窗，准备成品核对	5	
		清洁台面，用蘸有 75% 酒精的无纺布擦拭台面，除去残留药液，不得留有与下批输液混合调配无关的物品	5	

静脉输液药物调配综合实训与考核

考核4　核对岗位&复核岗位操作实训考核

　　每位同学从 20 个已摆药的摆药筐中随机抽取 2 个摆药筐，进行核对岗位操作考核；再从 20 个已调配的摆药筐中随机抽取 2 个摆药筐，进行复核岗位操作考核，考核内容及操作要点，见表6-6。

表6-6　核对岗位&复核岗位操作实训考核表

核对岗位 & 复核岗位操作实训考核表				
班级：	学号：	姓名：		得分：
考核岗位	操作要点		总分	得分
摆药核对岗位	按照"四查十对"制度的规定，核对药品名称、规格、数量、有效期等		10	
	核对无误后，在输液标签相应位置签名或盖章，及时纠正摆药错误；发现不合理用药医嘱，退回审方药师重新复审处理		10	
	输液标签要整齐地贴在输液袋（瓶）上，不得覆盖原始标签或包装袋上液体名称、规格		10	
	核对完成后通过传递窗送入相应调配间		10	
成品输液复核岗位	按输液标签内容逐项核对输液和空西林瓶及安瓿的名称、规格、用量等是否相符		10	
	检查成品输液是否有沉淀、混浊、变色、异物等		10	
	进行挤压试验，观察输液袋有无渗漏现象，尤其是加药处，确认输液袋（瓶）无裂纹		10	
	检查药液是否抽吸干净		10	
	各岗位操作人员签名是否齐全，确认无误后签名或盖章		10	
	核查完成后，空安瓿等废弃物按规定进行处理		10	

参 考 答 案

项目一

一、单项选择题

1.E；2.D；3.D；4.A；5.D；6.C；7.E；8.D；9.A；10.C；11.A；12.B

二、简答题

1. 答：PIVAS 的工作流程主要分为六个步骤：药师审方、贴签摆药、药师审核、混合调配、药师复核及打包送药。

2. 答：PIVAS 各功能室的洁净级别要求为：一次更衣室、洗衣洁具间为十万级；二次更衣室、调配间为万级；水平层流操作台为百级。

项目二

一、选择题

（一）单项选择题

1.D；2.A；3.B；4.A；5.B；6.E；7.E；8.D；9.D

（二）多项选择题

1.ABCE；2.ABCD

二、简答题

1. 答：水平层流台操作规范：（1）无菌环境。至少提前 30min 启动机器，用 75% 酒精消毒水平层流台顶部、两侧及台面，顺序为从上到下，由内而外。（2）配置操作必须在离工作台外沿 20cm，离内沿 8～10cm，并离台面至少 10～15cm 的区域内进行。（3）尽量避免在工作台面上摆放过多的物品，大件物品之间的摆放距离应为 150mm 左右；小件物品为 50mm 左右。（4）打开针剂的方向不得朝向高效过滤器，避免任何液体物质溅入高效过滤器。（5）完成加药混合调配，保持风机运转 10min，应彻底清场，先用清水擦拭清洁，再用 75% 酒精擦拭消毒。

2. 答：（1）药师审方：有相应资质的药师，对静脉用药的适宜性进行审核。确认无误后，打出输液单，在审方处签字。（2）贴签摆药：按照输液标签拿取溶媒与药品，检查无误后签字。（3）药师审核：核对药师再次审核输液单，并对药品名称、规格、数量进行核对。签字。（4）混合调配：调配药师在一更更换拖鞋，采用七步洗手法洗手。在二更穿连体洁净服，戴一次性口罩，戴无菌手套，进入调配间。调配药师核对输液与药品，采用无菌操作技术将药品注入输液中。配置操作在水平层流台操作台面上进行。（5）药师复核：复核药师检查输液的澄清度、药品是否抽吸干净。（6）打包送药：药师将成品输液进行分类包装，送至各病区。

项目三

一、选择题

（一）单项选择题

1.A；2.E；3.A；4.B；5.A；6.A；7.A；8.D；9.C；10.E

（二）多项选择题

1.BC；2.BE；3.ABCDE；4.ABDE；5.BCD

二、简答题

1. 答：（1）药师审方：药师对静脉用药的适宜性进行审核。确认无误后，打出输液单。在审方处签字。（2）贴签摆药：按照输液标签拿取溶媒与药品，检查无误后签字。（3）药师审核：核对药师再次审核输液单，并对药品名称、规格、数量进行核对。签字。（4）混合调配：调配药师在一更更换拖鞋，采用七步洗手法洗手。在二更穿连体洁净服，戴一次性口罩，戴无菌手套，进入调配间。调配药师核对输液与药品，采用无菌操作技术将药品注入输液中。配置操作在生物安全柜操作台面上进行。（5）药师复核：复核药师检查输液的澄清度、药品是否抽吸干净。（6）打包送药：药师将成品输液进行分类包装，送至各病区。

2. 答：（1）至少提前30min启动机器，配置操作时，前窗不可高过安全警戒线。（2）所有的药物配置操作必须在离工作台外沿20cm，离内沿8～10cm，并离台面至少10～15cm的区域内进行。（3）避免在工作台面上摆放过多的物品，大件物品之间的摆放距离应为150mm左右；小件物品之间的摆放距离应为50mm左右；操作过程中保持"开放窗口"。（4）打开针剂的方向不得朝向高效过滤器，避免任何液体物质溅入高效过滤器。避免在洁净空间内剧烈动作，避免在操作时咳嗽、打喷嚏或说话，严格遵守无菌操作规范。

项目四

一、选择题

（一）单项选择题

1.C；2.E；3.E；4.E；5.C；6.C；7.E；8.C；9.E；10.E

（二）多项选择题

1.ABCD；2.ABCDE

二、简答题

1. 答：（1）调配时必须使用Ⅱ级A2型及以上生物安全柜。在操作台表面铺上一块塑料背面的垫子，垫子必须在每批次调配结束后或垫子出现液滴时更换掉。

（2）手套：使用无粉乳胶手套，通常每操作30min或遇到手套破损、刺破和被药物污染则需要更换手套；在戴手套之前和脱去手套之后都必须洗手。

（3）洁净服：调配时必须穿上连体洁净服；洁净服应由非透过性、防静电、无絮状物材料制成，并且前部完全封闭，袖口必须卷入手套之中。

（4）眼睛和面部的保护：眼睛和面部应有保护（如面罩），以预防药物溅出，在使用气雾以及喷雾剂时也应有保护。

2.答：危害药品溢出包里有：一次性防护服、N95 口罩、护目镜、乳胶 / 丁腈手套、鞋套、利器盒、吸水纸、有危害药品标识的医疗废弃物专用袋、一次性镊子 / 铲子、吸水介质、自封袋、警示牌、含氯消毒液、75% 酒精、清水、创可贴。

项目五

一、选择题

（一）单项选择题

1.D；2.E；3.A；4.E；5.C；6.A；7.B

（二）多项选择题

1.ABCDE；2.ABCDE；3.ABDE；4.ABC

二、简答题

1.答：温度升高、pH 降低及加入电解质等多种因素可通过降低脂肪颗粒表面的负电位而减弱其相互之间的排斥力，增加凝聚机会。

2.答：①将不含磷酸盐的电解质和微量元素加入到葡萄糖（或复方氨基酸）溶液中，混合均匀；②将磷酸盐加入到复方氨基酸（或葡萄糖）溶液中，充分混匀，以避免局部浓度过高；③用脂溶性维生素溶解水溶性维生素后加入脂肪乳中，充分混匀；④关闭营养袋所有截流夹；⑤先将葡萄糖溶液和氨基酸溶液套入网套，分别连接营养袋两路管路并倒转这两种溶液，悬挂在水平层流台的挂杆上，打开截流夹，缓慢按压，充分混匀，待葡萄糖溶液和氨基酸溶液全部流入到营养袋后，及时关闭相应截流夹，防止进入过多空气；⑥将脂肪乳套入网套，连接相应管路并倒转脂肪乳溶液，悬挂在水平层流台的挂杆上，打开相应截流夹，缓慢按压，充分混匀，待脂肪乳全部流入到营养袋后，及时关闭相应截流夹，防止进入过多空气；⑦拆除进液管，使营养袋口向上，将袋中多余空气排出后关闭截流夹，再将进液管口套上无菌帽；⑧挤压营养袋，观察是否有液体渗出，如有渗出则应报损并重新调配。

参 考 文 献

[1] 王秋香 . 静脉用药集中调配实用技术 [M]. 北京：中国医药科技出版社，2015.

[2] 米文杰，陈迹，李林 . 静脉用药集中调配基础操作指南 [M]. 北京：人民卫生出版社，2017.

[3] 吴永佩 . 临床静脉用药调配与使用指南 [M]. 北京：人民卫生出版社，2005.

[4] 刘皈阳，孙艳 . 临床静脉用药集中调配技术 [M]. 北京：人民军医出版社，2011.

[5] 刘新春，米文杰，马亚兵 . 静脉药物配置中心临床服务与疑难精解 [M]. 北京：人民卫生出版社，2009.

[6] DB11/T 1701—2019 静脉用药集中调配规范 .

[7] 中华人民共和国卫生部 . 静脉用药集中调配质量管理规范 [M]. 北京：人民卫生出版社，2010.

[8] T/CPHARMA 001—2019 医疗机构静脉用细胞毒性药物调配操作质量管理工作规范 .

[9] 中华医学会肠外肠内营养学分会药学协作组 . 规范肠外营养液配置 [J]. 协和医学杂志 ,2018, 9（4）:320-331.

[10] 广东省药学会 . 肠外营养临床药学共识（第二版）. 今日药学 [J],2017,27（5）:289-303.

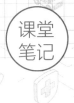

课堂
笔记

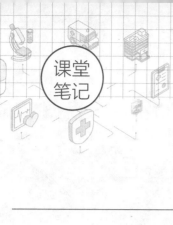
课堂
笔记

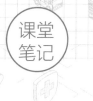

课堂
笔记

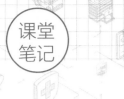

课堂
笔记

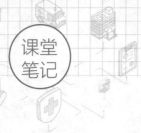

课堂
笔记

课堂
笔记

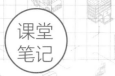

课堂
笔记